家族ができる
摂食障害の回復支援

著
摂食障害家族の会 ポコ・ア・ポコ
鈴木 高男

星和書店

はじめに

　今から20年前に娘が摂食障害と診断された時，私は病気について何ひとつ知りませんでした。同じ病気を持つ子どもの家族はどうしているのだろうか。家族は子どもとどう関わっていけばいいのか，どのような手助けができるのだろうかと手探り状態でした。

　娘が国府台病院に入院した時，伊藤順一郎先生主催の摂食障害の家族相談会に参加することができました。そこで家族支援の必要性を実感し，相談会終了後に家族会を立ち上げました。

　最初の頃は，今の状況とつらさと苦しみを共有できる家族同士で話をして，まずは家族から元気になろうという形から始め，次第に日常生活の困難にどのように対処していくか，本人とどのように関わっていけばいいのかという点に重きをおいて話し合うようになっていきました。今，私たちの家族会では，同じ病気の子どもを持つ家族たちが，体験から得た互いの知恵と工夫を交換し，日常生活の身近な問題を解決しています。

　摂食障害に「こうすれば治る」「家族がこう対応すれば治る」といった正解はありませんが，家族関係を見直してしっかりとした関係性を作り，家族の支援する力が大きくなればなるほど，本人が回復へと向かっていることを実感しています。

　本書には，家族が体験から学んだ，病気の回復と子どもの成長を応援するための知恵と工夫が詰まっています。目の前の困

難に立ち向かい，今できることを考えて，前に進むためのヒントを見つけられたら幸いです。

摂食障害家族の会 ポコ・ア・ポコ
代表　鈴木 高男

目次

はじめに ———————————————————————— iii

第1章 わが子が摂食障害と診断されたとき，家族に知って欲しいこと ———— 1

摂食障害が発症する背景 ———————————————————— 2
家族が混乱するのは自然なことです ——————————————— 3
原因探しより，回復のための工夫を ——————————————— 4
本人の感情，思考を理解することからスタート ————————— 5
摂食障害は回復する病です ——————————————————— 6
家族ができること ——————————————————————— 7
医療とのかかわりについて —————————————————— 8
家族会について ———————————————————————— 9
家族自身の心の健康について ————————————————— 10
親の役割 ——————————————————————————— 11

ホッとカフェトーク ❀
〜わが子が摂食障害と診断されて〜 ————————————— 12

第2章 回復を支える上で大事なポイント ─── 15

心の成長が回復につながる ─────────── 16
本人が自分を受け入れるようにサポートする ──── 16
日常生活の幅を広げる ─────────────── 17
家族の応援 ───────────────────── 17
本人の「全てを受け入れる」とは ─────────── 18
共感について ─────────────────── 20
自己評価を上げるために ────────────── 21
体験の肯定が自己肯定感を上げる ─────────── 21
本人を「支える」「寄り添う」「見守る」とは ──── 22
「本人と向き合う」覚悟が大事 ───────────── 23
基本的不安 ───────────────────── 25
家族機能を働かせる ──────────────── 26
対人関係と他人の目 ──────────────── 26
症状がなくなることが回復ではない ───────── 27
前を向かせる・背中を押す ───────────── 28
愚痴なのか困りごとなのか？ ───────────── 28
仲のいい親子だと思っていたのに ─────────── 29
親子のぶつかり合い ──────────────── 30
親の心配と本人の心配 ─────────────── 31
病院探し ────────────────────── 32
ダイエットと摂食障害の違い ───────────── 32

親の目線で関わる ───────────── 33
食べて体重を増やして欲しい ─────── 33
過食嘔吐 ──────────────── 34
家族の質問する力を磨く ────────── 35

ホッとカフェトーク 🍀
〜病院でのがっかり体験〜 ───────── 36

第3章　回復のために家族ができること ── 39

段階について ───────────── 40
発症から回復への段階表 ────────── 42
第1段階　発症の兆し ─────────── 44
　第1段階の状況 ──────────── 44
第2段階　発症から医療機関へ ──────── 46
　第2段階の状況 ──────────── 46
　どこに相談するか ────────── 47
　本人が病院に行きたがらない ────── 49
　本人が何も言ってくれない ─────── 50
　自分はダメな人間だ，自分が嫌いだと言う
　　（第2段階〜第3段階）────────── 51
　パニックを起こす（第2段階〜第3段階）── 52
　親のせいだと過去のことを責める ──── 53

姉妹関係が最悪（第2段階〜第3段階） ───── 54
　　近所に知られるのが怖い（第2段階〜第3段階） ─ 55
　　家族は聞き役（第2段階〜第5段階） ─────── 56
　　気圧と精神状態（第2段階〜第3段階） ────── 57
　　「死にたい」と言われる（第2段階〜第3段階） ─ 58

第3段階　症状に支配される ─────────── 60
　　第3段階の状況 ───────────────── 60
　　家族がしてはいけないことは ─────────── 61
　　夫の協力が得られない ────────────── 62
　　本人の言いなりになってしまう ──────── 63
　　「今の先生は嫌」「看護師が嫌だ」と言う ─── 64
　　家族に原因がある？ ─────────────── 65
　　本人の言動に振り回されてしまう ──────── 66
　　地雷を踏むのが怖い（第3段階〜第4段階） ─── 68
　　父親を追い出す ───────────────── 69
　　退行する（第3段階〜第4段階） ───────── 69
　　〈彼〉の問題（第3段階〜第4段階） ─────── 71
　　食事の強要（第3段階〜第4段階） ──────── 71
　　学校について（第3段階〜第4段階） ─────── 72
　　暴言や暴力をふるわれる（第3段階〜第4段階） ─ 73
　　「何をしたいのかわからない」と言う ───── 74
　　家族が混乱したとき ─────────────── 75
　　入院中について ───────────────── 76
　　退院後の体重について ────────────── 77

万引きについて ——————————— 79
　　体重が増えてパニック ——————— 80
　　停滞期が続いている ——————— 80
　　過食嘔吐の使い方の変化（第3段階後半〜第4段階）
　　　——————————————————— 82

第4段階　自己の拡大期 ——————— 86
　　第4段階の状況 ——————————— 86
　　バイトが続かない ——————————— 87
　　家族の愛情を試す ——————————— 88

第5段階　人生の再構築 人生のスタートライン ——— 90
　　第5段階の状況 ——————————— 90
　　現実の大変さ ———————————— 91
　　家族の見守りかた —————————— 92

ホッとカフェトーク ❀
〜本人に言われて一番つらかったこと〜 ——— 84
ホッとカフェトーク ❀
〜わが家のターニングポイント〜 ——————— 94

第4章　リカバリー ——————— **97**

回復とは ———————————————— 98
リカバリー（私たち自身の回復のストーリー） ——— 98

家族の体験 ———————————————— 100
佐藤さん・母・娘が拒食・診断時16歳 ——— 100
田中さん・母・娘が拒食・診断時17歳 ——— 101
伊藤さん・母・娘が拒食・診断時13歳 ——— 102
高橋さん・母・娘が過食嘔吐・診断時19歳 —— 103
鈴木さん・母・娘が拒食・診断時16歳 ——— 104

ホッとカフェトーク ❧
〜家族自身が変わったこと〜 ———————— 106

あとがき ———————————————— 109

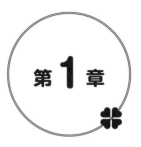

第1章

わが子が摂食障害と診断されたとき，家族に知って欲しいこと

摂食障害が発症する背景

　摂食障害は，性別や年齢にかかわらず，誰もがかかりうる病気です。かつては若い女性に多い病気と考えられていましたが，近年では男性や低年齢，高齢での発症も多く見られ，多様化しています。

　特に思春期，青年期は不安や悩みを抱えやすい時期でもあります。摂食障害を発症した子たちは，小さい頃から真面目でなんでも一生懸命取り組み，親の期待通りのいい子できました。思春期にさしかかる頃から自分の思うような評価を得られなかったり，親や友人の思いに合わせることをつらく感じたり，悩みや失敗などさまざまな要因が絡み合い，自己評価が下がっていきます。やせていることが美しく，太っていることは悪という社会背景もあり，ダメな自分をやせることで変えようとし，ダイエットを始めたことをきっかけに発症します。

　やせることで得られる一時的な達成感や高揚感，周囲の評価などから，さらにやせることを続け，対人関係や日常生活に支障が出始め，家族も巻き込まれていきます。社会生活を送るのも次第に難しくなります。母親の育て方に原因があるという根拠のない風潮が横行し，母親も自分を責めて自信を失い，周囲から孤立してつらい状況に陥ります。

　一般的に日常生活のこまごましたことがストレスとなり，蓄積されていきますが，誰もがいくつもストレス解消法を持っているものです。しかし本人にとってはストレスの解消方法がゆ

がんだ食行動しかないために，さまざまな問題が出てくることになります。

　本人は今，摂食障害を使って一生懸命生きようとしています。現状の困難になんとか立ち向かおうとしています。

　家族もまた子どもを支えていこうとして，暗中模索の中，なんとか前に進もうとしています。

家族が混乱するのは自然なことです

　食べなくなってやせ細ったり，食べたものを吐いたり，気分や感情が乱高下する様子が心配で，嫌がる子どもをやっとの思いで連れていった病院で摂食障害と診断され，家族はショックを受けて戸惑い，先のことが見えず不安になります。「どうして摂食障害になってしまったんだろう」「育て方が悪かったのだろうか」と自分を責めて混乱します。病院にたどりつき，これで病気も治り，前と同じように暮らしていけると安堵したのもつかの間，時間だけが過ぎて状況も悪くなっていき，焦ります。

　インターネットで情報を探し求め，本を読みあさり，ドクターにアドバイスを求めます。しかし，生活場面の中で起こるあらゆる問題にどう対応すればいいのかという，家族が一番欲しい情報について具体的で明確な答えは見つかりません。親が変わらなければいけないと言われても，何をどう変えればいいのかわからないし，変わることもできません。

「本人の全てを受け入れて，共感して」と言われれば，言葉の意味は理解できますが，実際にどうしたらよいのかわかりません。自分なりに精一杯やっているのに変化が見えません。

発症前と発症後の本人の言動のギャップに，ネガティブな感情でいっぱいになります。本人と共に孤立した家族は，心身ともに疲弊した中にいます。

 原因探しより，回復のための工夫を

子育てには正解も不正解もありません。病気になったのは，本人のせいでも母親のせいでもありません。さまざまな要因が複雑に絡み合って発症する病気です。ひとつの原因を探し当てたとしても，また新たな原因が出てきます。原因探しに時間をかけるより，今ここからどうやっていくかに目を向け，いろいろなことを実践しながら本人を支援する力を磨いていきます。

私たち親は，子どもを一生懸命育ててきたことに自信を持って前に進んでいきましょう。

病気を回復させていくために家族ができることは，今の本人を受け入れ，思考や感情を理解して，心の成長ができるような支援をしていくことです。

家族は変わることはできませんが，物事の捉え方は変えることができます。捉え方が変わると，一方向だけではなく，多方向からいろいろなことが見えてきます。家族から見えているのは氷山の一角です。この病は表面に見えている部分だけではな

く，氷山の下にある，表から見えない深い部分に寄り添って支援していくことが必要とされます。表面に見えない部分をどのように捉えて対応していけばいいのか，回復した家族は知恵と工夫をたくさん持っています。目に見えない部分にある本人の思いを理解し，具体的な対応を学んで実践していくことで，改善が早くなります。

　ドクターの役割，コメディカルの役割，そして私たち家族の役割があります。家族の役割をしっかりと理解し，本人を支援する力をつけていきます。

本人の感情，思考を理解することからスタート

　発症により，今まで積み上げてきた基準値や価値観が崩れ，本人はどれが本当の自分なのかわからない混乱した状態にいます。これから再び体験を積み重ねてさまざまな体験を肯定し，心を成長させていくプロセスが回復へのプロセスです。心の成長とは，人格を育てていくことでもあります。

　その中でも必要になるのは家族の関係性の修復です。対等な関係，適度な距離感，信頼関係を，時間をかけて作っていきます。本人の今の感情や思考，捉え方を掴み，どうしてそうなっているのかを考え，理解して対応していくことが基本です。

　家族も本人も一緒に同じスタートラインに立ち，本人の歩調に合わせて伴走していきます。

摂食障害は回復する病です

　摂食障害は難しい病気だと言われていますが，多くの人が社会復帰して仕事へ，学校へ，結婚して子育てへと自分の道を歩いています。家族はどこまでいっても応援者です。

　摂食障害は，小さな変化を積み重ねながら回復へと向かっていきます。小さな変化とは，心の成長と行動です。日常生活の中では些細な変化や気づきの場面がたくさんあるので，小さな変化を意識していくことが大事です。家族にとっては当たり前のことでも，本人にとっては大変なことかもしれません。恐怖や不安を常に抱えながらも，自分なりになんとか前に進もうともがいています。ちょっとした変化や，できたことに気づいて，言葉に出して伝えてください。本人は小さな変化を積み重ねて成長していきます。

　症状が激しくても 24 時間病気に支配されているわけではなく，健康的な部分があります。監視や管理ではなく，観察していると，本人なりに頑張っている姿や，できていること，本人の思いや気持ちに気づくことができます。

　今の状態や将来を考えてイライラしたり焦ったり不安になる気持ちは，本人が家族以上に持っています。家族のいら立つ気持ちが伝わると，本人はさらなる負担を抱え込みます。

　家庭が安心で安全な場所だと実感することで，本人は前向きになれます。摂食障害は，発症から回復に至るまでの段階があり，対応や関わり方を変化させていく必要があります。どのよ

うな段階を経て回復していくのかが見えないと，対応がわかりません。本書でお伝えする発症から回復に至るまでの段階を理解して本人との関わり方を工夫し，自分らしく生きていけるようにサポートしていくことが必要です（第3章参照）。

心の幅が広がり，日常生活の幅が広がり，そして社会参加，社会復帰へと歩んでいきます。日常生活の中で自分たちの回復のストーリーを作っていきましょう。

 家族ができること

摂食障害の症状（拒食や過食嘔吐など）は，本人にとって今自分のストレスを対処できる唯一の方法であり，自分自身の助けになっているので止めることできません。それがあるから，今，生きていられます。「死にたい」と言いながらも一生懸命に生きようとしています。その気持ちをしっかりと理解した上で，家族が対応することが必要です。家族が「もっと食べて」「体重を増やして」「吐くのをやめなさい」と言えば言うほど，本人は苦しみます。責めたり指示したり命令するのではなく，苦しい，つらい，不安な気持ちに寄り添います。

家庭という場所は，安心できる場所であり，話を聞いてくれて，何かあったときは逃げ込めて助けてくれるところ，いつでも帰れる安全な場所としてあるべきものです。しかし今の本人は，その中にいても孤立して自分をわかってもらえない，安心できない場所と思っています。

とても頭が良く，繊細で感性豊かな子たちです。些細なことで傷つき，自分がダメだからと責めます。家族ができるのは，本人が安心を感じられるように，そして自分の心の動きに自分で対処できるように，心の成長をサポートしていくことです。

また，家庭は社会生活を営んでいくための練習の場でもあります。家庭で意思表示や自己主張，対話ができなければ，社会に出てもできません。お互いに思っていることを言いたいのに言い争いが嫌で我慢したり，自分の意見や思いを押しつけたり，頭ごなしに否定したり，相手の言う通りに行動したりするのではなく，家庭でもお互いの意見を思いのままに出し合える環境づくりが必要です。

 医療とのかかわりについて

医療とつながっていない場合，低体重で重篤な状況になってしまったとき，受け入れてくれる病院が少ない現実があります。何かあったときのためにも医療とつながっていることは家族にとって安心です。ドクターに診てもらったからといってすぐに治る病気ではありません。ドクターが本人と関わるのは，通常1カ月に1回から2回でしょう。残りの時間は日常生活の中で家族が本人のあらゆる言動に対応し，本人を支えていかなければなりません。それぞれの家族の日常生活に合う具体的な対応方法をドクターに求めるのは無理があります。

摂食障害は，本人が治そうとしない限り治りません。本人に

治そうという意識を持たせるのもまた，家族ができるサポートです。ドクターに預けっぱなしにしないで，家族でできるところは家族がやっていきます。

 家族会について

　一番しんどいのは本人ですが，支える側の家族もとてもつらく，支えてもらわなければ共倒れしてしまいます。多くの家族が誰にも相談できず，孤立しています。家族だけで抱えず，どうしていいかわからなくなったとき，くじけそうになったとき，お互いにわかりあえる家族同士で話をするとホッとします。家族会に参加している家族は，皆それぞれ環境も性格も違いますが，同じような道をたどって回復しています。

　家族が一番知りたいのは，本人との関わり方，そしてさまざまな問題にまつわる具体的な対応と対処の方法です。経験を積んできた家族は，豊富な知恵と工夫を持っています。家族会では，日常生活，学校や仕事，病院での治療関係，対人関係等々，生活全般に密着した問題の具体的な対処方法について，豊富な情報の中からヒントを得て，それぞれの家族が自分たちにできそうなことを実践していきます。家族同士のネットワークもあるので，いつでも相談できる存在がある心強さは，家族の安心となります。さまざまな対応を積み重ねていくうちに，家族の支援する力と，本人の心の成長が大きくなり，変化が現れてきます。

しかし，家族が家族会に参加するのを本人が嫌がるため，内緒で通っている家族もいます。本人の中には，家族が変わってしまうのではないか，まだ治りたくないのに治させようとしている，自分に何かさせるのではないか，何か言われるのではないかという不安があるようです。家族が内緒にしていては，本人と一緒にスタートラインに立つことができません。家族会は本人に何かをさせるものではなく，家族自身が学ぶ場であると本人に伝えて，家族が行ってみたい，やってみたいと思ったら，家族会に限らず行動に移しましょう。そのような強い行動力によって、親も子も大きな力を得られます。

家族自身の心の健康について

摂食障害の症状が進むにつれて，家族は仕事を辞めて本人のそばにいたほうがいいのではないかと悩みます。周囲からもそのような声が上がり，特に母親が社会との繋がりを断って孤立するケースが目立ちます。自己犠牲を強いた上での改善は，あなたのせいで，私のせいでと，お互いの心に傷として残ります。

仕事を辞めたからといって良くなるわけでもなく，本人と一緒にいる時間が長くなることで，イライラと焦り，そして絶望感に覆われ，家族自身も病んでしまうことがあります。自分の精神状態を守るためにも仕事や趣味，ライフワーク，ネットワークは遮断せず，負い目に思わず続けてください。本人と離れる時間と自分の時間を作り，気分転換することが必要です。

大切な人を支え続けるためには，まず自分自身をいたわることが大事です。眠れなかったり，苦しいときは，医療の手を借りることも必要です。

 親の役割

病名や病状が違っていても，親の役割は同じです。親が医療者目線になっていたり，他人事になっていたりしていては，親子関係，家族関係は成り立ちません。本人は，今はつらいこだわりの中で生活しています。家庭が本人を認めて受け入れる環境ではない場合，本人は狭い枠の中から外の世界に出ていくことができません。

社会に出ると，打たれたり，傷ついたりと現実の問題や困難が押し寄せてきます。安心して帰れる場所があるからダメな部分も認めることができ，受け入れてくれる場所があるから外の世界に出ていけます。傷ついて戻ってきては，また出ていけます。親の価値観から外れないように囲っていては，外の世界に出ることができません。

ホッとカフェトーク
～わが子が摂食障害と診断されて～

【参加者】佐藤さん：母・娘が拒食・診断時16歳
田中さん：母・娘が拒食・診断時17歳
伊藤さん：母・娘が拒食・診断時13歳
高橋さん：母・娘が過食嘔吐・診断時19歳
鈴木さん：母・娘が拒食・診断時16歳
タカさん：摂食障害家族の会ポコ・ア・ポコ 代表　鈴木高男

佐藤さん）とにかく何をどうしたらいいのか、まったくわからなかったですよね。

鈴木さん）摂食障害関連の本を読みあさったし、ネットで情報を検索しまくりました。

田中さん）私は娘に読んでくれって渡されたのが、虐待経験を持つ芸能人の手記と毒親関連の本で。娘は自分の気持ちをわかって欲しかったようなのですが。

タカさん）どちらも親がつらくなる本だし、読まない方がいい本だよね。

田中さん）親子の縁が切れてもいいから治って欲しいと思ってしまいました。

タカさん）うちの家族会は家族の中で改善しようよ、というスタンス。「毒親から離れないと治らない」と主張する人とは違うかな。

佐藤さん）病院も「初診は診ません」「低体重すぎる」「専門外です」ばっかりでしょ？
一同）　　そうそう。
佐藤さん）「じゃあどこにかかったらいいんですか」と尋ねても「自分で探してください」と言われちゃう。
伊藤さん）うちも何軒も門前払いされて、ようやく見つけた病院は自宅から車で2時間かかる場所。でも通いましたもの。
タカさん）みんな困ってるよね。もっと摂食障害を診てくれる病院が増えるといいんだけど。
鈴木さん）親を責めたり、断罪しないタイプの家族会も増えると嬉しいです。
高橋さん）医療者主導の家族サポートグループに行っているとき、家族に原因があると暗に責められたのはつらかったです。
タカさん）育て方を否定されたり責められてもね。それより、今どうしたらいいか、これからどうしようかという話がしたいよね。
一同）　　（うなずく）

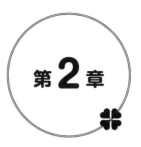

回復を支える上で大事なポイント

心の成長が回復につながる

　この病は本人が自分で治していくものです。本人が自分自身を育てて成長させていくことが回復につながります。現実に向き合って行動し，人と関わり，体験を積み重ねていく。さまざまな体験をすることによってたくさんの気づきを得，自分を受け入れ，自分が行っていることを肯定し，自信を取り戻していく。そのプロセスが大事です。

　本人は，現実の体験を積み重ねることによって考え方の幅を広げ，問題を解決する力やストレスに対処したり回避したりする力を伸ばしていきます。本人の心の成長をサポートするために，家族の支援が必要とされます。

 本人が自分を受け入れるようにサポートする

　きっかけや理由にとらわれず，今，気持ちが落ちている，イライラしている，焦っている自分がいたら，そのような状態になっている事実を認めて受け入れることが本人にとって重要です。自分の心の状態に気づければ，感情をコントロールする工夫ができます。

　しかし，本人は「べき思考」や「0か100」「思い込み」など自分の考え方の癖に気づくことができず，ただつらくなっています。そのようなとき，「べき思考になっているみたい」と伝えられる家族がそばにいることは助けになります。本人が「あ

あ，そうか」と気づけると，この状態からどうしたらいいか考えて，工夫することができます。

❖ 日常生活の幅を広げる

「日常生活の幅を広げる」と言われても，漠然としてよくわかりません。食行動，健康管理，金銭管理，仕事や学校の調整，身だしなみ，家での行動，余暇のあり方，社会生活，対人関係，ものの考え方や捉え方など，日常生活を細分化してみると見えてきます。分けてみると，今，何にどのような携わり方をしているのかを具体的に見ることができます。前と比べて日常生活のどの部分が広がってきたのか，これからどのように広げていくか考えることができます。日常生活の中で少しずつ行動と変化を積み重ねていくことで，生活の幅が広がっていきます。

一見，本人は何も変わっていない，前に進んでいないと思いがちですが，細部に目を向けてみれば，全てが止まっているわけではありません。

❖ 家族の応援

家族は「本人の思い」に寄り添って応援していきますが，実践して経験するのは本人です。本人が動かず，頭の中の想像だけで話をしてくるときはその話につき合います。現実の場面をいろいろな角度から提案や情報提供をしたり，自分の思いをど

のようにしたら実現できるかを本人に考えさせていくような会話をします。それをどう捉えて考えていくかは，本人自身です。

　本人が迷い苦しみながらも自分の力で進んでいけるようになることが一番の目標です。結果だけを求めていくと，焦りと失望感，不安と自己否定だけが強くなります。本人が動かなければ，動くまで待つことも必要です。

　ポジティブな言葉や会話は本人の力になります。自分で決めて行動したという「プロセス（過程）」と「納得」と「実感」が「経験」となり「自己肯定感」が高まります。「自己決断」して「自己決定」し，行動し，「達成感」「満足感」を「実感」することです。行動が「価値観」や「経験値」を増やし，自分の幅を広げていくことにつながります。結果の良し悪しではありません。自分の思うような結果ではなくても「さて，ここからどうやっていこうか」ということを考えられる「力」がつくように応援していきます。

　家族の思う通りにやらせても失敗します。自分が決めたことではないので「思いの違い」が出てきます。家族にとっては安易に動いているように見えても，本人なりに一生懸命に考えたことです。家族の思いと違っていても「私はこう思うけど，あなたのやろうとしていることは応援するよ」と伝えてください。

♣ 本人の「全てを受け入れる」とは

　家族は本人を受け入れているつもりでも，「わかってくれな

い」と本人から言われます。「受け入れる」という言葉はわかりますが，どうやったら本人を受け入れていることになるのかがわかりません。本人が要求をしてくることをその通りにやってあげていたり，全ての行動を許したり，要求を全部呑むことが受け入れではありません。受け入れることと，やってあげることは別です。「できないことはできない」「ダメなことはダメ」とはっきり伝えます。

　本人がひとつの事柄を，どのような思い（思考）で，どのように決めて（決断），どのようにやってみた（行動）のか。そして出た結果は，本人の思い通りであったり，そうではなかったりします。良かった，悪かった，残念だった，悔しかったなど，受け止め方も抱く感情も人それぞれです。

　家族は，本人の思考（どのような思い）から始まる結果までのプロセスと，それに伴う本人の思いと感情を受け入れます。受け入れられると，本人に共感することができます。本人が考えられたこと自体が褒められるようになります。考えることができても決断できなかったこと，実際に行動に移せたこと，本人のつらさや悔しさ，できたときの本人の心など，それら全てを受け入れます。本人が考えられたこと自体が褒められることです。「こんな自分はだめなんだ」と思っている本人がいたら，「そんなことないんだけど，そう思ってしまうのはつらいよね」と受け入れます。

　家族がその時の本人の思考や感情を受け入れて共感できるようになると，本人の中で「わかってもらえた」という感覚が芽

生えてきます。家族の考えと違っていたり、明らかに変だと思っても、最初から否定せずに「本人は今そう思っているのだ」という事実を受け入れましょう。「あなたの考えはわかるよ」と受け入れてから対話が始まります。思考、判断、決断、行動、結果、感情の一つ一つを認めて受け入れる会話を心がけます。

家族は目に見えている本人の行動とその結果を評価しがちです。食べるものが一口増えた、朝早く起きた等々、どれをとっても本人が考えて一生懸命やっていることです。目に見える行動と結果を評価するだけで終わらせず、さらに「どうしてそう思えたの？」「どうしてやろうと思ったの？」などと質問することによって、本人に気づきが出てきます。

 共感について

家族から見ていると、本人に動きはないし、何か言っても生返事だし、何もしていないように思えたりするものです。本人に共感しているつもりなのですが、問題の解決を図る方向の会話になってしまい、本人をイラつかせます。「何をやってもダメだ」「何もできない」「私は太っているから」など、ネガティブな言葉を発します。

本人は自分でしなければいけないことをわかっているのですが、できない自分がいます。しんどさを抱えながら自分なりに工夫をしているのですが、なかなかうまくいかず、葛藤と混乱、焦りの中にいます。それはとてもつらくて苦しいことです。そ

の心情に触れて共感し，思いをわかってあげることが大切です。「そうか，それってつらいよね」「そういう思いがありながらも頑張れているよ」「ダメな自分だと思っているのはつらいよね」「今それは難しいかもしれないけれど，できたら嬉しいよね」等々，本人の思いに共感した会話によって，少し楽になれる本人がいます。

 自己評価を上げるために

摂食障害を持つ人たちは，総体的に自分のことが嫌いです。自分を受け入れることができず，自信がありません，

自己評価を上げるには，本人が自分自身を受け入れること，褒められる体験，他人と比べないことを心がけるのが大切です。家族が会話の中で本人を褒めることは，とても大事です。

 体験の肯定が自己肯定感を上げる

症状がなくなっても自己肯定感が育っていないと，現実の社会に出たときに症状がまた激しくなります。早い段階からあらゆる体験を自分で肯定していく積み重ねが必要です。自己肯定感を育てていかないと，自信をつけるのは難しいのです。人から「よかったよ」「すごいね」と評価を受け，人に認めてもらって初めて自分を認められるということでは，人から評価されない限り自信も肯定感もつかず，自分が育ちません。自分の成長

のためではなく，人からの評価を得ることが目的になり，そこに一生懸命になります。

　嫌なことやつらいことなど，さまざまな体験を経て今の自分がいます。体験したことを受け入れて肯定してくことが「自分の力」になります。自分に力がついてくると，基準値や価値観の幅が広がります。その繰り返しを積み重ねていくことが自分を成長させることにつながります。

　しかし，今の本人にとっては，自分が体験してきたことや今やっていることを肯定することがなかなかできません。「こうだったから，ああだったからだめなんだ」「他の人はこうだったから」と，自分ができていない部分に焦点をあててしまいます。「行けたこと，できたことがOKだよ」「ここまでできれば今は十分だよ」「今度はどうしようか」など，本人が自分自身を受け入れやすく，肯定しやすく，前を向けるような対話をする。そのような家族のサポートが大事です。本人が自分自身の体験を肯定することで自信が芽生え，自己の拡大，人生の再構築へと続いていきます。

　本人がやってみようかなと思うことは前を向いている証なので，背中を押してあげてください。その際には心配なことばかりを言わないことです。

 本人を「支える」「寄り添う」「見守る」とは

　子どもが公園で自転車に乗る練習をしている様子を思い浮か

べてみてください。最初は，自転車が倒れないように親が後方を支えながら一緒に走ります。本人が足を地面から離してペダルを漕げるようになると，親は後ろで支えていた手を離し，倒れそうになったら手を出せるように寄り添いながら伴走します。本人が少々ふらつきながらも足をつかずに乗れるようになると，親は目を離さないで遠くから見守っています。

　心が成長していくためにできる家族の支援は，自転車の練習と同じです。自転車に乗れるようになったのに，まだ後ろで押さえていたり，逆にまだペダルも漕げない状態なのに遠くで見ているだけだったりと，時には失敗しながらもそのときに必要な支援を学んでいきます。

　しかし，心の成長は目で見えるわけではないので，近くにいる人はなかなか気づけないものです。他の家族の話を聞いたり振り返ってみたりすると，本人が成長していることに気づけます。また，本人が今はどの段階にいるかも見えてきます。

　本人が失敗したり落ち込んだりして後ろ向きになることもありますが，待つことも大切です。本人が前を向けるような会話，背中を押すタイミングも必要です。

 「本人と向き合う」覚悟が大事

　向き合うとは，問題（困りごと）や本人の希望や要求を一緒に考えることです。本人は，起きている問題が自分のことであると自覚し，自分で対処して解決しようとする気持ちを持つこ

とが必要です。一方，家族は，自分で何とかしていかなければいけないという意識を本人に持たせることが大事です。

　しかし今は，本人がひとりで問題を抱えていくのは困難であるため，家族でその事柄を共有し，どのようにしていけばいいのか，それにはどんな工夫ができるのかを一緒に見つけていきます。今起きている問題，事柄を受け入れることも対処のひとつであり，必ずしも答えを出さなければいけないというわけではありません。工夫したけれどうまくいかなかったら，そこでまた新たな工夫を考えていきます。

　それには，意見を言い合える家族関係があることが大前提です。本人の思いを否定して家族の思いだけを押し付けたり，問題が起きないように，事を荒立てないように，家族が本人の代わりに問題を片づけていたりというのは，家族が向き合っていることにはなりません。それどころが本人の心の成長も止めていることにもなります。家族の覚悟が必要とされる部分です。覚悟を持って対応を変化させていきます。

　意見の違いで言い争いになるのも当たり前にあることで，言い争いはいけないことでありません。相手の意見を最初から否定せず，認めるところは認めて，一方通行にならず，互いの意見を言える環境を作っていくのは大事なことです。

　本人に答えを求められたときに，どう答えていいのかわからず黙ってしまうと，本人はネガティブな憶測を持ちます。いい答えを見つけようとせず，「わからない」「難しい」とそのまま伝えます。無理な取り繕いは容易に見透かされ，イラついたり，

怒ったり，暴れたり，話をしなくなったりするので，真摯に向き合います。

　テレビや音楽，ゲームの話などを一緒に共有するのも，本人と向き合うことです。普段の生活の中で前向きになれるチャンスがたくさんあります。摂食障害に関係なく，人とのコミュニケーションの取り方を知ることも役立ちます。

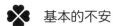 基本的不安

　どの子も多かれ少なかれ，家族にこうして欲しかったとか，やりたかったことをダメと止められたとか，私だけそうしてくれないんだという他の姉妹へのひがみなどを持ってるものです。そこで声を出して怒りをぶつける子もいるし，黙って自分の中に抱える子もいます。怒ったり泣いたりして自分の感情を前面に押し出し，家族とすったもんだしてきた子は，怒りはあるけれどしかたがないとあきらめたり，自分で納得して心の整理ができるため，忘れていきます。

　しかし，自分の感情を表に出せなかったり，あるいは小さく出してみたけれど家族の反応がなかったりすると，その感情は解決・整理できないまま，さまざまな憶測と共に自分の中に蓄積されて記憶に残ります。そして病気になったとき，それまで出せなかった不満や不安，憶測の思いこみを，病気の力を借りてやっと家族にぶつけることができるようになるのです。

　本人が出せなかった感情，抱え続けている思いを，私たちは

「基本的不安」と呼んでいます。誰が悪いとかいいとかではなく，「この子はこのような不安を出せずにきた子なんだ」と家族が理解できると，本人への対応が違ってきます。

 家族機能を働かせる

　家族はひとつのシステムであり，一人ひとりそれぞれの役割があります。父親には父親の，母親には母親の役割があります。父親が絶対君主であったり，夫婦の問題を子どもに愚痴って子どもに慰めてもらったり，母と子の役割が逆転していては，家族機能が働いていません。それぞれの役割を理解し，家族機能が働くように心がけることが大切です。

 対人関係と他人の目

　対人関係を築いていく上で，自分にとって無理なとき，できないとき，嫌なときに「断る」という意思表示をすることも大切です。しかし本人は，相手がどう思うか，嫌われたらどうしようという心配から断ることができません。

　自己主張を苦手としてきた本人は，自己主張せずに人の目を気にして顔色を見ます。家族にも合わせることをしてきた子どもたちです。やがて「いい子」「いい人」を演じるのが苦しくなります。そのため，人との関係を築いていくのが難しくなっています。自己主張ができるようなサポートが必要です。

症状がなくなることが回復ではない

　過食のせいでこれができない，過食さえなければと，症状を止めることだけに目を向けている人がいます。症状を無理やり止めても再発，あるいは他の依存に移ることもあります。

　この病は，症状がなくなれば社会生活を普通に送れるというわけではありません。本人の心が成長し，アイデンティティが育っていないと，さまざまな場面が苦難となり，前に進むことができません。問題が発生したときや自分の思う通りにいかないときなどに「これは，これでいいよね」「ここまでやったから，ちょっと置いておこうか」「これはいらないよね」「ここはそんなに一生懸命やらなくてもいい部分だよ」と自分の心を整理してストレス対処・回避に重きを置き，自分で対処できるようにならないと，症状が止まっていても社会生活を送ることが困難になり，引きこもり傾向になりやすいです。

　考える力，問題を回避する力，問題解決する力，ストレスに対処する方法を自分で作り上げていかなければ，対人関係も難しくなります。さまざまな現実の体験を重ねていくことなしに，心の成長は得られません。

　今は，自分で問題の解決方法を見つけられない，問題解決ができない，混乱したりパニックになったとき，摂食障害があることによって自分を保つことができるのです。摂食障害を逃げ道に使えるのです。摂食障害を使ってストレスを回避できるので本人にとってはまだまだ必要なのです。日常生活を送るため

にあれもこれもと一度にしなければと思うから苦しくなるし，日常生活を送れないから食べ吐きがつきまとってくるのです。

「止めたい」と言いながら，症状を引きずっていきながら，さまざまな体験を通して「ストレスに対処・回避する力」を身につけていくので，症状を止めることだけの方向にいってはいけません。すんなりと止めることができるよりも，もがくことがとても重要です。もがいているうちに自分の解決方法を見つけ出したり，うまく付き合っていく方法を覚えていきます。

 前を向かせる・背中を押す

本人は否定的な捉え方になりやすく，行動的になれず，常にネガティブな感情でいます。家族は心配が高じて，ネガティブな本人にネガティブな言葉を発しがちです。

ネガティブな言葉から前を向く気持ちは起こりません。家族は本人に共感しながら小さい希望や目標を一緒に見つけて，本人が一歩を踏み出せるように，本人のネガティブな感情をポジティブな言葉に変えて応援してください。結果にとらわれず，本人が行動していることに目を向けてください。

 愚痴なのか困りごとなのか？

本人が愚痴を言っているのか，アドバイスを求めている話なのか，家族が聞き分ける力が必要です。話を聞いていて，つい

ついアドバイスをしてしまうと,本人はイラつきます。愚痴ととらえると,話につき合っているうちに,本人が納得して話が終わります。

「お母さんはどう思う？」といった会話になったら,最初に「私なら」という言葉を必ずつけてから,自分の考えを話します。

愚痴を真剣に捉えて対応しても本人は動きませんし,振り回されるだけです。困りごとなら自分で考えて動こうとします。

 仲のいい親子だと思っていたのに

「摂食障害になる前は,親子の会話もたくさんあって楽しかったのに」と悲しむ家族がいます。実のところ,本人が本当に楽しかったのかどうかはわかりません。親に合わせていたのかもしれません。本人は怠けていたらいけない,いつも頑張らなければいけない,さらに,親が望んでいることをしなければいけない等々,無意識の中でそのような思考・行動をとっていても,実はあまり心地よくなかったのかもしれません。しかし親には気づくことが難しく,人が変わってしまったように感じてショックが大きいはずです。

思春期を迎えて自我の確立期に入る頃から,自分の意志ではなく人に合わせることが苦しく,「生きづらさ」になっていきます。反抗期は自分の価値観と親の価値観の戦いであり,自己主張して自己を確立していく時期です。しかし,反抗期がなく自己主張をすることもできず,自分でもわからない苦しさを抱

え，やがて病気という形で表現することになります。

本人はこれからアイデンティティを確立して，自分で生き方を見つけていかなければなりません。本人は葛藤し，混乱していきます。今は言葉にできず，病気になって命がけで自分の思いを訴えています。

回復するということは，自分の生きやすさを見つけていくことでもあるのです。「元のいい子に戻ってほしい」と願うのは，家族にとって切実な思いですが，本人にとっては酷なことです。

 親子のぶつかり合い

子どもは親とぶつかり合いながら成長していきます。親は子どもが心配なので，自分の価値観に基づいていろいろ言うのは当たり前ですし，子どもにも子どもの価値観があるので「わかってくれない」と思うのも当たり前です。お互いの価値観のぶつかり合いです。その中で親が気をつけることは，感情的になって子どもが反論できないくらいの強さを出したり，子どもが怒って口を利かないからといって親も一緒になって口を利かなかったり，怒りを翌日まで持ち越すことです。

やり合った後の子どもの反応を観察してください。子どもの人格が育ちつつあると，謝ることはしません。謝ってこないのは OK ですが，まだ良い子を続けていると謝ってきます。

やり合うことで，子どもの成長度合いや変化が見えます。本人が対等にやり合えるようになると，親は大変ですが，本人の

成長が見えます。

 親の心配と本人の心配

　親が子どもを心配するのは当然のことです。ましてや病気を抱えていれば，学校に行った，行かない，辞める，辞めない等々，将来を考えると心配と不安でいっぱいになります。心配や不安が大きくなると「こんなに心配しているのに」「こうなっちゃうよ」「どうするのよ」「お願いだから」と脅かしたりすかしたりあおったりします。しかし，親の心配や不安を解消させるために本人の行動を促すと，本人は自分の心配に加えて親の心配まで受け取り，二重にしんどく，苦しくなります。

　親の心配と本人の心配は同じではありません。本人に愛情を渡しても，親の心配を渡してはいけません。親の心配は，親自身の問題です。本人の心配と問題は本人が解決していきます。本人から相談を持ちかけられるようになって初めて問題を共有し，一緒に考えることによって問題解決に向かいます。

　親の心配と不安は自分で小さくしましょう。状況を理解している人に話を聞いてもらったり，他の人の話を聞いたり，本人が今できている部分に目を向けたりして，自分の心配と不安を小さくする工夫をしてください。

　もちろん「あなたを心配しているよ」という愛情の気持ちは伝えてください。

❀ 病院探し

　摂食障害が疑われたとき，誰もが最初にインターネットで評判の良い病院やドクターを探します。しかし，摂食障害を専門に診る医師は少なく，治療実績の多い病院や摂食障害に関する本をたくさん書いているドクターに患者が集中しているのが現状です。摂食障害には今のところ確立された治療法や特効薬はありません。有名なドクターだからといって摂食障害を完全に治せるわけでもありません。ドクターと本人の相性もあります。

　家族会には病院やドクターの情報がたくさんあります。10人の家族がいたら10カ所の病院とドクターの情報が集まるので，選ぶ参考になります。

❀ ダイエットと摂食障害の違い

　やせていることが健康的で美しく，人から称賛される時代となり，世の中の大勢がダイエットをする時代です。摂食障害は三日坊主で終わるようなダイエットとは大きく異なり，体重が0.1gでも増えると太ってしまったと強い恐怖に襲われ，自分の努力が足りない，ダメな自分だからという思いが強くなります。食のこだわりと体重の数字に執着し，生活しづらくなってきます。

　ダイエットはきっかけにすぎません。さまざまなストレスをうまく対処しきれなかったり，自分の思っていることを言葉に

出せなかったりしてつらい状態にいる本人の気持ちを想ってあげてください。

「そのままで十分やせているのに」「もっと食べなさい」「何をやっているの」といった本人の行動や気持ちを否定する声かけは，摂食障害の症状を強化させてしまいます。周囲に自分を受け入れてもらっている実感を失い，自己評価が低くなっているときです。本人との対話を心がけましょう。

♣ 親の目線で関わる

親はドクターと同じ目線ではなく，親の目線で本人と関わります。ドクターの指示や制限を，親が管理して本人にさせようとする，すなわち親がドクターになっている場面がしばしば見受けられます。それはドクターと本人の間で成されるものであり，親の役割ではありません。

本人がしようと思ってもできない部分，わかっていてもできない思いを理解してあげるのが親の役割です。本人がしようと思っている，その「思い」こそが大事なのです。その思いをどのようにしたら実現できるかということを，少しずつ一緒に考えていきます。

♣ 食べて体重を増やして欲しい

食べることも体重を増やすことも本人しかできません。本人

が望まない限り無理です。心配のあまり，家族が食事や体重について責めたり批判めいた言葉を発するたびに，本人の中ではもっと減らしてやろうという気持ちが起こります。食べないと「勝った」，食べると「負けた」と捉えることもあります。

　家族ができることは「食べられるものだけでもいい」というスタンスに立ち，食べる努力と工夫を認め，食べられたことを褒めることです。食事の量や体重に関してはドクターと本人で対応していきます。

♣　過食嘔吐

　家族も摂食障害について理解してくると，今，本人にとってそれが必要なのだということがわかってきます。家族は過食嘔吐を止めさせたいからといろいろ手を尽くしますが，食行動に関して家族はどうすることもできません。本人も症状の真っ最中のときは負のスパイラルに陥っています。「やめなさい」と言ってもつらくさせるだけなので，本人のつらさに寄り添ってあげてください。

　行動にはいつでも不安が伴います。自分の思うようにできなかったり気になることがあると，何をしていてもそのことが気になり，不安を抱いています。気になることや不安があるから，いつもより食行動が長引きます。そして，私はなぜこんなに長時間やっているんだろうと，ダメな自分が気になっているからまた食べる……，怖いから吐く……，吐くと自分を責めるから

また食べる……の悪循環になります。

今やっていることを，家族も本人も「今はそうなんだ」と受け入れることが大事です。

 家族の質問する力を磨く

家族は本人との会話を丸ごと受け入れて，本人に共感していきます。会話の中で「お母さんは○○と捉えたんだけどそれでいい？」などと確認しながら話をすると，本人は相手が自分の話を理解しようとしているのだという実感を持ちます。さらに「どうしてそう思ったの？」など，質問の質を高めていくことによって，本人の中で気づきが出てきます。問題の表面上のことではなく，裏にあることを理解した上での質問が，本人の思考や行動に変化を起こします。

ホッとカフェトーク
～病院でのがっかり体験～

【参加者】12ページ参照

佐藤さん） 主治医に「治せるかどうかわからない」って断言されました。娘も「治してくれなくてもいい」って言っちゃって。

一同） 安心できない！

田中さん） うちの場合は「医者はそれぞれ違う信念を持ってやっているから，とにかくそれに乗っかってください」と言われました。

佐藤さん） 今の主治医は「来たかったら来てください」というスタンスだから，治療に乗っかりようがないんですよ。

タカさん） 言い回しの問題なのかな。本人が回復しようと思って主体的に取り組まない限り信頼関係は結べないし，治療が進んでいかないからね。本人に逃げられたらしょうがないし。

伊藤さん） 今の主治医は脈だけは毎回とるんです。脈の強さでからだの状態がある程度わかるらしいんですけれど，入院のタイミングを見誤ったし。なんだかねえ，って感じです。

高橋さん） うちの場合は，主治医が娘の話を聞くだけですよ。

本人はいいことしか報告しないじゃないですか。主治医に「私から言うことは何もありません」と言われて，はぁ，って。

佐藤さん）治療実績の多い病院は，予約が取りにくいし。

鈴木さん）実績が豊富だとしても，大病院だと担当医によって治療方針や見解が違うときがありますよね。

田中さん）主治医が薬を処方するだけで不満だった時は，思い切って病院を変えましたよ。今は，治療方針をわかりやすく説明してくれる先生のところに通っています。

タカさん）まずは話をよく聞いてくれる医療者が一番だよね。その上で，治療の進め方を提示してくれる先生がいいよね。

佐藤さん）テレビドラマや漫画で描かれているお医者さんをイメージしていると，現実とのギャップに戸惑うと言うか，がっかりすると言うか。心療内科はカウンセリングが基本だと思っていたら，タカさんに「心療内科は基本的には内科だよ」と教えてもらって，知識のなさを痛感しました。

タカさん）だから，近くの内科でもいいから病院で血液検査をしてもらって，からだを診てもらっていることが大切なんだよね。摂食障害を診る医療体制はまだ整っていないし，確立された治療法もない。家族が勉強するしかないのが現実なんだよね。

第3章

回復のために家族ができること

段階について

　本人も家族も環境も一人ひとり異なるので「こうしたら良くなる」といった正解はありませんが，発症から回復までの道のりはおおよそ同じです。

　発症から回復へ進むには段階があります。症状に段階があるのではありません。「心の成長と日常生活の広がりが段階的にある」という意味です。心を成長させて生きづらさを小さくし，社会参加から社会復帰へと向かうのが回復のプロセスです。

　段階が進むごとに現れるさまざまな困難や問題を本人が経験していくことで，対人関係や，自分に合ったストレス回避方法，ストレス解消方法の選択肢が広がります。症状だけをなくしても，心の成長がなければ自分の生きづらさはなくなりません。症状は大きくなったり小さくなったりしながら，薄皮をはがすように小さくなっていきます。本人は，同じ問題が発生しても前の段階とは異なる解決ができるようになります。

　家族は，今の本人に合ったサポートを行いましょう。今の本人に合わないサポートを続けていると，段階を後戻りさせてしまったり，停滞期間を長びかせたりすることがあります。本人が今どの段階にいるのかを知れば，サポートのポイントが見えてきます。

　摂食障害は，ゆるやかな変化をたどりながら回復していきます。本人の心の成長と日常生活の幅の広がりは5段階に分かれます。段階ごとに家族の対応も変化していきますが，はっきり

とした境界線があるわけではありません。段階によって変化する本人の気持ちや出てくる言葉,行動などを理解していれば,今とるべき対応が見えてきます。

 段階が進んだからといって急に変化するわけでも,対応方法が変わるわけでもありません。前段階で対応した体験を次の段階に活かしていきます。本人も同じです。前段階の経験を基に,新たな問題に取り組むのです。

 食べ吐きが治まってくるのは一番最後の最後です。「食べ吐きがあるから何もできない」と食に支配されていた状態から,やがて心の成長とともに自分が食をコントロールできるように変わっていきます。食べ吐きをエネルギーにして,いろいろなことに挑戦できるようになっていきます。

 第3章では,摂食障害の子どもを支える家族のエピソードを交えながら,段階に応じて変化する疑問に答えるような形で,本人の回復をサポートするために家族ができることを考えてみます。回復を支えていく上で,家族の気持ちが揺れたり,困ったりしたときは,家族会に参加しているような気持ちで本書を何度も開いてみてください。

発症から回復への段階表

段階	第１段階	第２段階
	発症の兆し	発症から医療機関へ
本人の状況	●努力して頑張っている ●無意識にいい子を演じている ●人に合わせている ●自己評価の低下	●引きこもる（自分から） ●頑張り不足，努力不足と思い，劣等感が強くなる ●自分を責め，自己評価が最も低い ●根拠のない恐怖 ●母親依存 ●過去のストレスをひとりで抱えている
家族の状況	●アドバイスが多い ●楽観	●心配，孤立，不安
家族の支援		●丸抱え ●行動と思考
家族の対応		●受容と共感 ●問題を共有して一緒に考え，一緒に行動
本書の参照ページ	44〜45 ページ	46〜59 ページ

第3段階	第4段階	第5段階
症状に支配される	自己の拡大期	人生の再構築 人生のスタートライン
●責任転嫁 ●想像の不安 ●自己主張 ●考えすぎて脳内多忙 ●引きこもる（出たいのに出られない）	●自分の気づき ●不安減少 ●自己行動 ●脳内多忙 ●行動可能	●自分の受け入れ ●現実の大変 ●自己肯定 ●行動 ●自分の考えと意見で行動 ●病状をコントロール
●混乱，イライラ，怒り，むなしさ，落ち込み，焦り	●（少しの）安心，希望，心配	●理解力のアップ ●肯定的，安心，心配
●支える——行動と思考	●寄り添う——行動と感情 ●親子間の適度な距離感	●見守る——行動と身体
●共感と振り返り ●思考の肯定 ●判断材料，肯定材料を見つける手助けをする ●ルールを作る ●イエス，ノーをはっきりと	●行動等の確認作業に付き合う ●肯定感を持たせる ●認知の片寄りの修正 ●行動を待つ	●行動と肯定 ●本人が行動できるような手助け
60～83ページ	86～89ページ	90～93ページ

第1段階
発症の兆し

●**本人の状況**
努力して頑張っている／無意識にいい子を演じている／人に合わせている／自己評価の低下
●**家族の状況**
アドバイスが多い／楽観

♣ 第1段階の状況

　第1段階では家族が困っていることはあまりなく，楽観している状態です。単なるダイエットと思っているため，あまり気に留めずに時間が過ぎていきます。

　小さい頃から真面目に一生懸命やってきた本人は，無意識に親と周りの目を気にして気持ちを深読みし，期待に応えようと頑張ります。しかし，自分の思うような評価を得られなかったり，他者と比べて「私はダメな人間だ」と自己評価を下げたりしてます。自分の思いと違っていても嫌われたくないために人に合わせたり，断ることができなかったり，家族との関係をはじめ，対人関係が苦しくなり，葛藤しています。

　やがて家族は本人がやせてきたことや食事制限をする様子が心配になり，食や体重に関して本人に指示をし始めます。本人の行動を否定するような会話が多くなり，摂食障害の症状が強化されていきます。養護教諭から指摘を受ける場合もあります。

それから家族はもしかしたら病気ではないかと思い始め，病院を探し始めます。

> 💬 部活を辞めた後に太るのを嫌がり，食事制限を開始。最初は間食をせず量を控えるだけでしたが，次第に私の作った料理を食べなくなり，食事を自分で管理するようになりました。体重計の数字が目に見えて減るようになった頃から，ダイエットが過激になりました。（渡辺さん・母・娘が拒食・診断時17歳）

> 💬 ダイエットを機に食事制限を始めましたが，すぐに嘔吐することを覚え，あっという間にコントロールが効かなくなったそうです。本人は家族に隠していたので，2年間ほど気づけませんでした。対人関係の悩みと大学院進学のストレスがあったことを後で知りました。（小林さん・母・娘が過食嘔吐・診断時22歳）

> 💬 やせ細る娘に食べて欲しくて「食べないと死ぬよ」「このまま食べないんだったら，一緒にお母さんも死ぬ」と脅し，娘は泣いてあやまりました。私は「泣いてあやまるくらいなら食べなさい」と冷たい言葉を浴びせ，娘と一緒に泣くような日々を送っていました。（林さん・母・娘が拒食・診断時11歳）

> 💬 心配のあまり「お母さんには頑張って食べているように見えない」「お母さんじゃなくて，あなたが自分のからだに悪いことをしているのよ」と責めるような口調になることも。今は娘を責めるのではなく，支える側の家族がどのような手助けができるか考えるようになりました。（松本さん・母・娘が過食嘔吐・診断時18歳）

第2段階
発症から医療機関へ

●**本人の状況**
引きこもる（自分から）／頑張り不足，努力不足と思い，劣等感が強くなる／自分を責め，自己評価が最も低い／根拠のない恐怖／母親依存／過去のストレスをひとりで抱えている
●**家族の状況**
心配，孤立，不安
●**家族の支援**
丸抱え／行動と思考
●**家族の対応**
受容と共感／問題を共有して一緒に考え，一緒に行動

 第2段階の状況

身体がだんだんと危機的状況に陥り，しんどくつらい中で，本人は頑張っています。しかし，自分の思い通りの日常生活を送ることが困難になってくると，第2段階が始まります。

家族は本人を病院に連れていき，これで大丈夫と安心しますが，本人は親がうるさいからとか，行けば親が安心するからという思いで病院に行くので，治療には参加しません。食事の決め事がさらに厳しくなり，食べる量や内容，時間など，自分が決めたルールから少しでも外れると，自分の頑張りが足りないから，努力が足りないから自分がダメなんだと自分を責め，自己評価がさらに低くなっていきます。低栄養と低体重からくる，

理由のない恐怖と自責の念が強くなります。思考力も低下し、考えさせようとしても「何も考えられない」「わからない」という答えが多くなります。

母親への依存も強くなります。学校や仕事は次第に行くのが難しくなり、引きこもる状態が始まります。ひとりで頑張らなければいけない、期待に応えられるような自分でいなければいけないと我慢していた状態から、「つらい、苦しい、死にたい、居場所がない」と甘える言動が出てくるようになり、さらに「こんなダメな自分でも認めてほしい、つらい気持ちをわかってほしい」と母親に求めます。しかし母親は、それが本人の甘えたいという気持ちからきていることがわからないため、アドバイスや指示をしがちです。本人は自分の気持ちをわかってもらえない、思い通りにいかない等でイライラし、物に当たったり、暴言や暴力で唯一安心できる母親に気持ちをぶつけてきます。

第2段階は、家族の不安と孤立感が強くなる時期です。家族には本人の症状や内面の葛藤を理解し、受け入れる力と共感する力が必要とされます。

どこに相談するか

本人がやせてきたり、食事に関する異変を感じると、もしかしたら摂食障害かもしれないという心配が頭をよぎります。違うかもしれないし、病院に行こうか行くまいか、何科に行けばいいのかと悩みます。

学生の場合なら，養護教諭やスクールカウンセラーに相談できます。そのほかに，地域によって力の入れ具合によって差がありますが，保健所や精神保健福祉センターに行くと，良し悪しは別ですが公平な立場でリストアップした病院を教えてくれます。全国数カ所に置かれている摂食障害治療支援センター，日本摂食障害協会でも情報を提供しています。

　既定の病院に属さない，家族で構成されている家族会では，医療機関等の情報を広範囲から得ることができます。実際に受診している家族が持っている情報は，病院，ドクター，看護師，治療，対応等に関してより現実的な情報です。本人は病院を拒否するので，家族がさまざまな情報を得ておくことも必要です。

> 💬 地域の保健所や精神保健福祉センター，市役所や県庁まで足を運びましたが，どこに行っても欲しい情報が得られませんでした。地域差もあるようです。（山本さん・母・娘が拒食・診断時16歳）

> 💬 「体重が減っていくのが楽しかったけど，最近食べるのが怖くなってきた」と娘に言われてすぐに精神科を受診しました。精神的な病気の家族会があることも知っていたので，家族会にもすぐにつながれました。早い段階で行動できたことは幸いでした。（相沢さん・母・娘が拒食と過食嘔吐・診断時16歳）

> 💬 娘が混乱するたびに家族会に足を運び，話を聞いてもらったり，どうしたらいいか相談していました。そんなときって私自身も混乱しているんですよね。まるで私の治療をしてもらっているようでした。そして私が落ちつくと，不思議と娘も落ちついてくるのでした。（小林さん・母・娘が過食嘔吐・診断時22歳）

本人が病院に行きたがらない

　病気は，本人が治そうとしてドクターの手を借ります。しかし摂食障害の場合，本人は治りたいと言いますが治療に参加しません。周囲がいくら心配しても理由をつけて反発します。摂食障害の病状は本人にとって現実のつらさを和らげる唯一の手段であり，助けになっているため，今は必要なものです。それがなくなってしまったらと思うとなかなか病院に行けません。

　食事の量や体重ではなく，顔色の悪さや不眠，生理不順など体調の変化に焦点をあて，身体管理を目的とした受診のきっかけを作ります。学校担任や養護教諭，仕事の上司に通院を勧めてもらうのもひとつの方法です。本人がどうしても嫌がる場合は，本人不在でも相談に乗ってくれる病院を探すことも，家族の安心につながります。

> 病院で検査をした結果，徐脈，甲状腺機能低下，脳の萎縮，不整脈，心臓の周りには水がたまり，いつ何があってもおかしくない，即入院適用と言われました。こんなになるまで何もしてやれなかった申し訳なさや情けなさでいっぱいになり，涙が止まりませんでした。（林さん・母・娘が拒食・診断時11歳）

> 「命が危ない」と医師に入院を説得されましたが，本人は入院したら太らされると不安を訴えて拒絶。しかし数日後，本人が自ら病院に出向いて入院。本人が治す覚悟を決めた瞬間でした。今は本人が治したいと思わない限り，回復に向かわないと実感しています。（中村さん・父・娘が拒食・診断時16歳）

本人が何も言ってくれない

　まずは本人の思いを察してあげることから始めます。特に思春期は病気であるなしにかかわらず，自分の思っていることなどあまり言いたがりません。話の中から家族が察していきます。

　話をしている最中に，家族が「それってさー」「でも」などと本人が否定されたような気持ちになることを言うと，本人の中で話す気は薄れてしまいます。また，話を聞いて家族の考えと違ったときに本人の考え方を変えさせようとしたり，元気づけるつもりで言った言葉が実は本人を責めている内容だったりといった会話が，家族間でしばしば繰り返されます。

　家族は自分の常識や価値観で判断して，自分の考えを子どもに押し付けてしまうところがあります。そういう考え方もあるということを受け入れて，認めた上での会話が必要です。「どうしたの？」「何かあったの？」と聞くよりも「何か相談することがある？」「手助けすることはある？」という声がけは，話しやすい環境を作るひとつです。些細なことでも変化に気づいたら言葉にして伝えることで，見捨てられ感の強い本人は自分を気にかけてくれている家族を感じやすくなります。

　娘の気持ちを一方的に聞こうとしても，タイミングによっては話してもらえません。最近は「お母さん，今の仕事をどうしようかと思っているんだ」などと，自分から話題を提供しています。自分の話が共通の話題になって，何か話してくれるといいなあと願いながら。（松本さん・母・娘が過食嘔吐・診断時18歳）

自分はダメな人間だ,自分が嫌いだと言う
(第2段階〜第3段階)

　本人は「自分が嫌い」「ダメな人間」と言います。「そんなことはないよ」「ちゃんとできているじゃない」と言っても,最後には「お母さんは何もわかってくれない」となります。

　「実際にそんなことないのにそう思ってしまうのはつらいね」というように,本人の思いに触れてあげてください。「どうしてそう思っちゃうのかな」と振り返ることで,何かに気づくこともあります。

　心のリハビリ期は,できないことに挑戦するよりも,できることを増やしていくことが大事です。本人の経験値が増えてくると「人は人。自分は自分」と捉えられるようになり,結果が良くても悪くても「これで良かったよね。これが今の自分だよね」と思えるようになってきます。

> 娘は「自分はブタだ。人間じゃない。みんな私を見て笑っている」とマスクを離さず,人のいる場所に行きたくないと苦しんでいました。家族が過食を我慢させようとして食行動に口出ししていたことが娘を追い詰めていたのだと,家族会で学んでからわかりました。(山崎さん・母・娘が拒食と非嘔吐過食・診断時16歳)

> 回復後,娘に「『いつでも味方だよ!　大丈夫』と言って抱きしめて欲しかった。理解して欲しかった。話を聞いて欲しかった」と伝えられました。当時は問題行動ばかりにとらわれ,娘の気持ちやさみしさや苦しみを理解していなかったことに気づかされました。(小林さん・母・娘が過食嘔吐・診断時22歳)

パニックを起こす（第2段階〜第3段階）

　頭の中でわかっていてもなかなか自分の思う結果にならず，焦りが大きくなって混乱してパニックに陥ったり，低栄養による考え方の偏りがあったりと，パニックを起こすきっかけは場面によって違います。混乱して大声をあげて暴れたり物を壊したり，あるいは家族に見せつけるためにパニックを起こしているフリをすることもあります。

　本人が混乱してパニックになって暴れたりしているときに，抑えようとか落ち着かせようとか，話をしようという働きかけは，混乱をさらに大きくします。本人が自分で自分を落ち着かせるまでは，そのままにさせておくしかありません。

　家族のいる場所が非常に大事です。なるべく本人の近くにいてください。「向こうへ行け」「離れろ」は常套句ですので，本人の様子を見ながら立つ位置を変化させてください。少し落ち着いてきたのが見えたら，背中をさすったりなど寄り添うことは，本人の安心につながりやすい行動です。

　見て見ぬふりが一番してはいけないことです。本人の困ったことを共有して，共感して，一緒に悩んであげてください。

> 過食期の感情の起伏が激しく，「なんでこんな風になったの！　私だってちゃんとやりたいのに！　死にたい！」と部屋で泣いて暴れるようになりました。私は心配を言葉にすると娘の落ち込みが激しくなるし，リストカットされるのが怖くて何も言えなくなっていました。（渡辺さん・母・娘が拒食・診断時17歳）

> 「もうどうしたらいいの！」と泣き続ける娘の前で自分も号泣したり，取っ組み合いをしたり，水をかけ合ったり，本当にいろいろなことがありました。でも，家族会で「そういうのっていいよねー」「みんなそうだよー」と言ってもらい，気持ちが少し楽になりました。（池田さん・母・娘が拒食・診断時15歳）

親のせいだと過去のことを責める

本人は「あの時何もしてくれなかった」「私は○○したかったのにさせてくれなかった」「謝れ」と過去のことを持ち出し，親を責めます。昔のことであっても怒りや恨みの感情は今のものです。本人は今がとてもつらく，その苦しみやつらさの原因が過去の体験の中で感じた理不尽さにあるとして，親に怒りの感情をぶつけます。親にとっては覚えのないことであり，理不尽なその感情に対応しなければなりません。反論したり，言い訳をすればするほど怒りをぶつけてきます。謝っても受け入れません。

謝る必要はありません。謝るということは，実際に理不尽なことをしてきたと認めることになります。「そうだったんだ」「それはつらかったね」と感情を受け入れ，「その時気づいてあげられたらよかったね……」というような言葉で感情の嵐を通り過ぎさせてください。本人にとっては過去にできなかった自己主張のひとつです。自分はそう思っていたんだと親にぶつけることができるようになってきたのです。今の感情を理解して共

感してあげられれば，本人は前を向き始めます。

　本人が思っている過去の体験を整理することが必要です。「整理する」とは，「この部分はいらない」「この部分は我慢する」「納得する」「憎しみは憎しみでいい」と自分で選択して分けられることです。体験の整理をしていかないと，それが全ての要因であるがごとく，その過去を抱え続けます。本人が自分で気づき，整理できるようになるので，その整理につきあってあげてください。本人が納得できるようになると，薄れていた過去の楽しかった思い出がよみがえってきます。

　天真爛漫で優秀な娘。仲良し家族と評判で自慢にさえ思っていました。それなのに「今まで親の期待に応えてきただけ。何ひとつ自由にさせてもらえなかった」と泣きわめく娘を見た時，こんな娘じゃなかったと嘆き，摂食障害からくる心の叫びだとは理解できませんでした。（小林さん・母・娘が過食嘔吐・診断時22歳）

♣ 姉妹関係が最悪（第2段階〜第3段階）

　姉妹はライバル関係です。親にしてみても，本人よりも他の姉妹のほうが実際のところ話がしやすいことは確かにあります。それは本人もわかっています。しかし，少しでも自分より他の姉妹に親の意識がいくと心穏やかではありません。そして何かにつけて姉妹の間で言い争いが起きます。

　何とかしなければと姉妹間の中に入ってあっちにこっちにと動くことで，物事をさらに複雑にして困るのは親です。本人が

病気だからといって本人の味方をして，他の姉妹に我慢させたりするのは良いことではありません。親は愚痴は聞いてあげても手を出さず，本人同士に任せておくことです。

仕事や結婚で家を離れて暮らしている姉妹が実家に帰ってくるときも，本人は「帰ってこさせるな」と大騒ぎをします。親は本人の病状が悪化するのを恐れ，他の姉妹に帰ってこないように頼んだりすることがありますが，これもしてはいけないことです。家族として普通に帰ってきてもらいます。本人が自分なりに工夫して対処しなければいけないことであり，実際には姉妹の滞在期間中に出かけるなど，本人なりの工夫をします。本人が自分をコントロールして対処しているのは素晴らしいことです。それに対しては理解して褒めてあげてください。

近所に知られるのが怖い（第2段階〜第3段階）

大声で叫んだり，暴れたりしていると，近所に知られたくない，家族の負の部分をしまっておきたいという思いを抱くのは当然のことです。近所の手前，止めようとするとますますエスカレートします。近所の人はみんな知っていますし，偏見を持っている人も多くいます。

家族は腹をくくってください。マンションなどではクレームが入ることもありますので，誠実に謝罪するしかありませんが，現実の問題として把握させるためにも，本人も一緒に謝罪させるという意識を持ってください。実際に本人が謝罪の場面にで

ることはほとんどありませんが,「あなたの起こしたこと」と言うことは必要です。

  娘が摂食障害になったからといって自分の生活や環境を変えたら,私は娘を絶対に恨んでしまうと思いました。だから,自分の生活は変えない,自分のやりたいことをしようって,私は決めました。自分の人生を娘のせいにしたくないし,恨みたくないから。
(山田さん・母・娘が過食嘔吐・診断時16歳)

❖ 家族は聞き役 (第2段階〜第5段階)

子どもとの会話が大切だということから,子どもに話をさせるために「どうなの? ああなの?」と聞き出すような,家族が主導する会話になっていることがあります。本人は,イライラしたり,怒ったり,話をしなくなったりといった反応を示します。「なぜそんなに怒るのかしら」と面白くない家族がいます。

家族に「聞く力」があると,学校のこと,仕事のこと,友人のこと,やりたいことなど,本人が自分から情報を発信してくれます。しかし,ついつい,「こうしたほうがいい」「ああしたほうがいい」など,アドバイスをしてしまいがちです。

家族は「話し手」ではなく「聞き手」です。本人の情報は本人が持っているので,上手な「聞き手」なら話をしてきます。本人が話をしやすいように,自分を脇に置いておくことです。聞く力を磨いてください。

第3章　回復のために家族ができること　57

> 反論せず，さえぎらず，まずは言いたいことを全部聞くようにしました。「でも」を使わない。気づいたことを褒める。映画の話だったら「私も見てみようかな」と言って，一緒に観て感想を言う。そんなことが本人にとっては嬉しく，心の扉を開く鍵になったようです。（佐々木さん・母・娘が過食嘔吐・無診断・家族会参加時21歳）

> 私自身が言われたら言い返す，感情的な物言いをするタイプだったので，つい言い返したくなる気持ちを抑えて黙ったり，トーンを落として冷静にゆっくり話すように努力しました。それによって娘が落ちついてきたので，自分の関わり方で相手も変わると思います。（山田さん・母・娘が過食嘔吐・診断時16歳）

気圧と精神状態（第2段階〜第3段階）

　第2段階にいるときは，気圧の変化が精神状態に大きく影響します。理由もなく急に絶望的な気持ちになったり，自分を責めたり，イライラ感が増したりという混乱した状況から，食行動が激しくなったりします。

　本人も家族も急に悪くなってしまったように思って戸惑いますが，気圧が安定すれば戻ります。なんだか急に変だなと感じたときなど，天気を注意していると理由がわかります。

　気圧の変化に限らず，1日の中でも精神状態が変化する時間帯があります。朝，夕方，寝る前には精神的な落ち込みがあります。加えて，食事前はさらに不安定になります。要注意な時

間帯と意識して対応することが必要です。

「死にたい」と言われる（第2段階〜第3段階）

　子どもたちは「死にたい」という言葉を発します。家族は本人の状況を知っているので心配して混乱します。本人は本当に死にたいわけではなく，できることならこの現状から逃れたいのですが，逃れる方法がないのです。死にたいくらいしんどい状況にいることを誰かに知ってほしいのです。義務感と責任感で苦しみ，さみしくて孤独で，ひとりぼっち，わかっていてもできないダメな自分，でも外では人に合わせてニコニコするつらさを誰もわかってくれないと思っています。

　家族は本人の話にじっくりと耳を傾けます。本人を否定したり，常識と正論を振りかざして説教したり，一方的なアドバイスをしたりすることは「誰にもわかってもらえない」「言わなければよかった」という絶望感や孤独感につながります。

　「死にたい」と言える相手がいるから，安心できる相手がいるから言えるのです。さみしいとか苦しいとかつらいとか，思い通りにいかない，わかってもらえない等々，さまざまなネガティブな感情の全てを「死にたい」という一言に表しています。その感情を言える相手がいることが大事です。

　本人の言葉を受けて，家族は心配と不安がマックスになります。「死んでしまったらどうしよう」「どうしたらその思いを変えられるかしら」「どうにかしなくちゃ」という思考に入って

しまうのは当然です。本人が死にたくなるほどの問題を抱えて悩んでいる状態であると理解して，その解決のために一緒に悩んであげられるといいですね。「死にたい」は思いであり，つらい苦しい思いに寄り添い，本人がそのような気持ちになっていることをわかってあげてください。

　死にたいと言える相手がいないと，何かしらの出来事がきっかけに発作的にという場合もあります。本人に対する家族の思いを伝え続けてください。

> 骨さえ残したくないというほど自分の存在を否定する娘。症状がひどい時は一緒に死のうという気持ちが強かったです。私だけ生き残ってはいけない。私がいないと娘はひとりで生きていけないので，娘を残して死ぬことはできない。一緒に死ねたらいいなと思いました。（高橋さん・母・娘が過食嘔吐・診断時19歳）

> 娘がこれほど苦しいなら一緒に死のう，娘を殺して私も死のう，そしたら私も娘も楽になるという気持ちに支配されてうつになりました。夜も眠れず顔つきが変わり，食事も摂れなくなり，1カ月に5kg体重が減少。心療内科に通院し，カウンセリングを受けました。（山崎さん・母・娘が拒食と非嘔吐過食・診断時16歳）

第3段階
症状に支配される

●本人の状況
責任転嫁／想像の不安／自己主張／考えすぎて脳内多忙／引きこもる（出たいのに出られない）
●家族の状況
混乱，イライラ，怒り，むなしさ，落ち込み，焦り
●家族の支援
支える――行動と思考
●家族の対応
共感と振り返り／思考の肯定／判断材料，肯定材料を見つける手助けをする／ルールを作る／イエス，ノーをはっきりと

 第3段階の状況

本人が一番もがき苦しむ段階です。食べものと家族関係と日常生活の問題で頭の中は常に忙しく，不安と恐怖で混乱しています。今の生活になんとか変化を起こしたいと思っていますが，想像の不安が大きくなり，実際の行動に移すことができません。思うようにいかず症状も強くなります。

治った先のことも不安です。家族は本人の言動に期待し，一喜一憂して振り回されることがしばしばあります。本人からは「決められない」「無理」「ダメ」という言葉が多くなります。

自分の不安や混乱を暴言や暴力でぶつけてきたり，過去のことや病気になったのは親のせいだと激しく責めたりもします。

無理な要求をぶつけてくることもあり，家族にとっても一番苦しい時期ですが，本人がそうなっているのはどうしてなのかを理解できると，対応も見えてきます。

　家族は，受け入れと肯定，共感と褒めることを基本に会話を大事にし，本人が考えられるように質問する力を磨きます。本人の判断力や自己肯定感を高める材料を積極的に提供します。

　時間はかかりますが，体験を積み重ねて本人がストレス対処力と問題解決力を持てるように支援していきます。本人が自分の基準値や価値観，経験値を再構築していく時期です。いろいろな考えを持ち，判断し，行動を試みる期間でもあり，現実感覚を少しずつ伴っていきます。うまくいったり，できなかったり，気持ちの浮き沈みが激しい時期が続きますが，落ち込んでいる時間が短くなると第4段階に近づきます。

 家族がしてはいけないことは

- 親のみじめさを本人に出すこと
- 自分の正義感や常識，価値観を振りかざし，命令的，強圧的に抑え込むこと
- 食事の量や体重について指図したり批判したりすること
- 行動を監視すること
- 暴力に屈して言いなりになること
- 同年代，姉妹と比べること
- 求められていないのに親のアドバイスを押しつけること

> 一生懸命やっているわりに娘にうまく伝わらなくて自分でイライラすることも。そんなとき，自分では娘と向き合っているつもりなんだけれど向き合っていない，要求に振り回されているだけで愛情が伝わっていない，何かがズレているのだと考えるようにしました。(佐々木さん・母・娘が過食嘔吐・無診断・家族会参加時21歳)

 夫の協力が得られない

　最近の家族会は夫婦で参加する方も増えてきました。しかし，ひとりで参加している母親からは「夫に『子育てはお前に任せた』と言われた」「夫が同じ気持ちで心配してくれない」という声がしばし聞かれ，母親が孤独感を募らせている様子が目につきます。

　家族の問題は家族で共有し，家族で話し合って問題解決するのが理想です。母親だけでなく，父親も家族を一生懸命支えようとしている様子が本人に伝わると，改善が早いようです。しかし，中には父親が無理解にもかかわらず「俺が」といって手を出し，より混乱させることも多々あります。夫婦の会話を増やし，夫は妻の最大の支援者になってほしいと思います。

　本人は父親よりも母親を求めています。話を聞いてもらったり，支えてほしいのは母親なのです。父親が今できることは，妻の話を聞いてあげる，ねぎらいの言葉や感謝の気持ちを伝えたり，気分転換に連れ出してあげるなど，できる範囲で妻のために時間を使ってあげることです。

協力を得られない夫に対し，協力させようとするために使うエネルギーは，むなしく疲れるだけです。ここは割り切って，母親同士で会話をしましょう。同じ立場だからこそわかり合える会話で，悩みやストレスを解消できることも多いですよ。

父親としての出番は，本人が社会にかかわるようになる頃に必要とされます。母親は家族会で共感と協力をもらい，父親は本人の病気に巻き込まれず，客観的に見える立場を保って経済的な基盤を支えるのも役割分担のあり方です。

妻と心がけたことは，小さな変化に気をつけることでした。「前とはここが違うみたい」「違う言葉で返してみようか」「今日はちょっと笑顔があったよ」「パニックを起こしたけれど，何が発端だったのかな」「次はこうしてみようか」と常に妻と話していました。（中村さん・父・娘が拒食・診断時16歳）

♣ 本人の言いなりになってしまう

本人にストレスを与えてはいけないといって，本人が要求することや本人がしなければいけないことを家族が代わりにやり続けていると，それが当たり前になってしまいます。やがて本人が要求したことを家族がやらなかったり，本人の思う通りではなかったりすると，暴れたり暴力をふるうことにつながります。家族が暴力を恐れて自分を犠牲にして言いなりになっていると，本人の行動はエスカレートしていきます。そして本人の中で「病気になったのは親のせいだ」「私の気持ちをわからな

い親が悪い」「だから私のためにやるのが当然だ」という気持ちが大きくなっていきます。

　食べることを強要されて食べたり，出かけるなと言われて出かけるのをやめたりといった行動は，結局のところ家族が本人の要求を許しているわけです。これでは家族関係も日常生活も，本人の回復も停止します。

　本人の要求に従ってなんでもやってあげることは，受け入れでも愛情でもありません。本人から逃げていることと同じです。それは本人の心の成長を止め，同じ状況が長い時間続く結果を招きます。誰の問題か，誰がやるべきことなのかはっきりとさせて，できないことはできない，ダメなものはダメと断る，そして暴力には毅然な態度で対応することが鉄則です。

　娘の言いなりで疲れ果てたので，「母親の営業時間」を夜9時までと決めました。用があるなら9時までに言う，9時以降は頼みごとをしないと約束をしたら，守れるようになりました。娘より自分を中心に考えるようになって，自分自身が楽になりました。（相沢さん・母・娘が拒食と過食嘔吐・診断時16歳）

❀　「今の先生は嫌」「看護師が嫌だ」と言う

　摂食障害の治療を進めていくにはドクターとの相性と信頼関係が重要になります。本人にとってはちょっと厳しいことなどを言われると，あの先生は嫌だ，怖いと言う場合もあります。あるいはもう生理的に受けつけられないこともありますので，

ドクターを変える，病院を変える選択肢も必要です。

　そのようなとき，本人が自分で「ほかのドクターに変えて欲しい」と伝えることがポイントです。家族が代わりに言うことではありません。「ドクターが話をよく聞いてくれるか」「改善方法を提案してくれるか」「症状がよくなっているか」などについて家族で何度も話し合ってみると，本人の気持ちが変わることもあります。

　家族から見て診療方針に疑問があれば，ドクターときちんと話し合ってください。ドクターにセカンドオピニオンを求めることもできます。

　　　　過食衝動が湧いた時の気持ちを書くように指導されて，娘は「病気を意識しすぎて余計に具合が悪くなる」と通院拒否。ある人には効果的な治療かもしれませんが，いろいろなタイプの子どもがいるので，その子に合わせた治療法や治療の進め方を選んで欲しいです。(佐々木さん・母・娘が過食嘔吐・無診断・家族会参加時21歳)

　　　　主治医が信じられないと言って娘は診察を拒否。そこで，評判がいいと聞く病院やカウンセリング，電話相談，催眠療法まで手当たり次第通わせましたが，効果はありませんでした。今思えば娘のためにと言いながら私自身がすがるものを探し続けていたと思います。（山崎さん・母・娘が拒食と非嘔吐過食・診断時16歳）

 家族に原因がある？

　摂食障害はさまざまな要因が絡み合って発症します。家族機

能がうまく働いていない場合が多いこともあります。夫婦関係があまり良くなかったり，親の問題を子どもに投げかけていたり，会話がなかったりといった影響は少なからずあります。

　子どもの問題と親自身の問題は別なのですが，一緒にしてしまうことが多いようです。もし親自身が何かしらの問題を抱えていたら，まずは自分たちの問題を整理することから始める必要があります。いつでも，今どのようなことができるかを考えて行動していきましょう。

💬　ある先生に「あなたが関わったから娘さんがこうなったんです。母親は今後一切関わらないように」と言われました。でも，母親が悪者だと突き止めただけで，対応に関するアドバイスはなし。私は全否定されてうつ状態に。娘の症状も良くなりませんでした。
（松本さん・母・娘が過食嘔吐・診断時18歳）

💬　私の性格や育て方に問題があったのではないかと自分を責めていたのですが，ある日「同じ親に育てられているのに，お姉ちゃんは摂食障害にならなかった。自分はなったんだから，お母さんだけの責任ではなく，自分の問題」と本人にはっきり言われました。
（井上さん・母・娘が過食嘔吐・無診断・家族会参加時23歳）

 本人の言動に振り回されてしまう

　本人の中にはいろいろな「思い」が出てきます。ひとり暮らしや留学をしたいなど，その時そう思ったことを言葉に出します。それがすぐにできそうな言い方をしてきます。別の日には

違うことを言います。

　本人がそう言っているのだから，その思いを叶えてあげたら良くなるかもしれないと思って家族が動いてしまうことが多々あります。家族が思う方法で，失敗しないように安全なレールを先に作り，何とかしてこのレールの上に本人を乗せようとしますが，それは家族の思いであり，本人のものではないのでできることはありません。しかし，そのたびに家族が先回りをして徒労に終わり，疲れます。

　本人が本当にそうしたいと思うなら，自分で考えて，判断して，決断して何かしらの動きが必ずあります。しかし実際には動けない自分がいて，悩んだり落ち込んだりします。

　実際に行動できなくても「行動しよう」「行動してみたい」という思いがあることは前を向いている証と捉えて，どうしたら実現できるか本人に考えさせるような会話がサポートになります。逆に本人の今の思いが実際に行動されたら困ると思ったときに「まだ無理だよ」「でもね……」等々本人の今の思いを否定してしまいますが，思いなので何をどう思っても自由です。「〜したい」と「〜する」は違いますので，話を聞いてください。時には振り回されているフリをすることも大事です。

　「命令」は拒否しました。「わがまま」は，時には「お願い」だと思って気持ちよく対応するようにしました。また，できることとできないことの線引きをきちんと持ち，できない時はその理由を伝える努力をしたことが，娘との信頼関係を築く上で役立ちました。（山田さん・母・娘が過食嘔吐・診断時16歳）

> 娘の一言に振り回され，「お母さんはわかってくれない」と言われて落ち込むだけでしたが，家族会で「家族に余裕がないと本人を支えることができない」と学んでから仕事を少しずつ再開。自分の時間を持つようになってから，娘への対応に変化が出てきました。（山崎さん・母・娘が拒食と非嘔吐過食・診断時16歳）

 地雷を踏むのが怖い（第3段階～第4段階）

　親は子どものことを一番に考えて「良かれと思うこと」をやっています。しかし時には本人が怒ったり，荒れたり暴れたりということも多くあります。

　嫌かもしれませんが，反応が出ることは大事なことです。本人にとっては余計なことであったり，うるさかったりと，自己主張のひとつです。逆鱗に触れて地雷を踏むのが怖いから何も言わないとか，細心の注意を払って話をしているようでは前には進めないし，親も子もお互いに成長できません。地雷を踏んだとき，なぜそういう反応が出たのかを考えます。「こんな聞き方は嫌なのかな」「別の言い方をしてみよう」「今は本人に振り回されているフリをしておこう」などと悪戦苦闘しながら，やり合いながら，「あぁ，本当はそう言いたかったんだ」「本当はこうして欲しかったんだ」と気づくこともできます。

　家族が日々緊張感を持ち，気を遣い合って穏便に事を運ぶことに力を入れるのではなく，時にはぶつかり合い，問題を表に出すのも必要なことです。これは病気があるなしにかかわらず，

当たり前にあることです。自己主張をして人間関係を学んでいきます。すったもんだを繰り返しながら，本人の回復を後押ししていきます。本人を怖がらず，親も本人と一緒に成長していきましょう。

> 家族会に欠かさず通い，問題が起きた時にメモを読み返して役立てています。すぐにアドバイスや気持ちの深読みをするのが私の悪い癖。娘をずいぶんイラつかせていましたが，最近ようやくコミュニケーションが取れるようになり，娘に変化が出てきたようです。（清水さん・母・娘が拒食・診断時13歳）

父親を追い出す

　父親が離れて別に暮らしている家族が時々います。父親がいるから病気が良くならない，父親と離婚して，と本人が執拗に言ってきます。本人の思う通りに家を出たら，戻るにはかなりの年月を必要とします。母親と本人から言われたからといって，父親は家を出てはいけません。父親を排除して病気が良くなるわけではありません。父親を離す理由，嫌いな理由を聞いてください。納得できる事柄のときは，排除するのではなく，母子で共同戦線を張るのもひとつの方法です。

退行する（第3段階〜第4段階）

　大学生にもなって抱っこを求めたり，一緒に寝たり，言葉遣

いや泣き方が小さい子どものようになることがあります。精神年齢が実年齢よりも幼くなるわけですが，24時間ずっとではありません。

　幼児のようにベタベタと甘えてきますが，退行は回復に向かうひとつの通過点です。自分を見てほしい，かわいがって欲しい，愛情を注いでほしいという気持ちの表れですが，十分に甘えられて精神的に満たされると自分から離れていくので，退行した年齢で接してください。思う存分，甘えさせてあげましょう。「いい歳をして気持ちが悪い」「嫌だ」と思うと本人に伝わりますが，退行を理解していると対応できます。

　摂食障害から回復した本人に話を聞くと，母親は一番甘えたい人であり，自分のことを一番わかってほしい人であり，安心を与えてくれる人，そして一番心配や迷惑をかけたくない存在のようです。母親の愛情を人一倍求め，母親に認められたい気持ちが人一倍強い傾向が共通して見られます。周囲が思う以上に，本人の中に母親を求める強い気持ちがあると理解しておくことは，サポートをする上で役立ちます。

> 入院中は，同室の友だちと仲良く過ごせるようになった反面，母親の私とふたりだけで過ごす時間を望むことが多かったです。1日おきに片道1時間半の病院へ面会に行くたび，4，5歳の子どものように戻り，抱っこをせがんだり，私の膝の上に乗りたがったりしました。（林さん・母・娘が拒食・診断時11歳）

第3章　回復のために家族ができること　71

 〈彼〉の問題（第3段階〜第4段階）

　本人が相手に本当に好意を持っているのか，相手から好きと言われることに対して評価を得ていると実感しているのかによって，大きな違いがあります。

　回復していく過程で，付き合っている人がいることで社会的広がりを得ることはできます。しかし，まだ自己主張が難しい段階では，彼との関係性に大きな困難がありますので，観察が必要です。自己の拡大ができている段階では見守っていきます。

 食事の強要（第3段階〜第4段階）

　食事の強要は主に低体重のときにあります。家庭内で自分よりも弱い妹や弟，そして母親に食べることを強要します。これを食べなければ私は食べないと言います。相手が自分よりも多く食べることで安心し，自分が食べられます。

　しかし，強要される方は耐えられるものではありません。ここでもやはりできないことはできない，無理なことは無理ということ，言われたから食べるということは拒否します。

　他の姉妹も守らなければなりません。解決できる方法を家族で一緒に考えていくことが基本です。食事の強要はダメと言いきった後，次に続ける言葉を見つけてください。例えば「安心できる方法を一緒に考えよう」など，本人に共感した言葉がけが大切です。

💬 退院後，食事の時間は家族にとって憂鬱な時間になりました。娘は夕食が1分でも遅れると狂ったように怒ります。家族の食事量も監視し，私たちは娘より多く食べなければなりません。特に2つ下の妹に対しては厳しく，少しでも残すと激しく怒り，泣き出しました。（林さん・母・娘が拒食・診断時11歳）

 学校について（第3段階～第4段階）

　学校を休んでいると，進級に関して問題が出てきます。本人は心の中で常に「行かなければいけない」「やっぱり行きたくない，行けない」と揺れています。このままでは進級ができないこともわかっています。

　家族の方が焦ってしまい，「どうするの？」「留年になっちゃうよ」「いいの？　それで」と追い詰めるような言葉が多くなってしまいます。わかっていてもどうしたらいいのか決められない，それが今の本人です。ギリギリまで回答期間を延ばして待つことが必要です。いつかは必ず決めなければいけない状況になるのです。家族ができることは，本人と話がしやすい状態を作っておくことです。

　家族の方が今の学校にとらわれすぎていることもあります。会話ができていると本人の希望や目的がわかるので，その方向に行ける工夫を一緒に考えていくことが大事です。

> 家族会で「食行動はノータッチ,向き合うのは娘の心」と学び続けていたある日,娘は突然ゴミだらけだった部屋を片付け,学校を辞める決断をしました。私は娘が次のステージに立つ決意をしたんだ,自分の今までの常識をあきらめるときだと決断しました。(山崎さん・母・娘が拒食と非嘔吐過食・診断時16歳)

> 自分自身の価値観が変わり,摂食障害も,甘えることも学校に行かないことも,どんなことも許せるようになってから楽になりました。根は真面目で,どんなにつらくても一度決めたら最後までやり遂げる子。その良さを伸ばしてあげればいいと思いました。(山田さん・母・娘が過食嘔吐・診断時16歳)

❀ 暴言や暴力をふるわれる(第3段階~第4段階)

　日常的な「不安」に加えて自分の思い通りにならないため,「不満」が重なり,言葉で表現できないいらだちから暴力をふるいます。暴力に至るには必ず引き金があります。本人の思いを最初から否定したり,気持ちが不安定になっているときにさらに不安をあおるような話をしたり,あるいは本人の言いなりになっていると,家族に暴力をふるいます。

　暴力をふるう相手は母親に対してだけのことが多いです。家族が腫れ物に触るような対応をしていたり,恐怖心で言いなりになっていると,暴力はエスカレートし,長期にわたり行われます。暴力を絶対に放置してはいけません。

　「暴力は絶対にいけない,暴力は許さない」と断固とした毅

然な態度で意思表示をしましょう。本人と対等に向き合うことが大事です。

怖くて奴隷化している状態は、本人にとっては「私を見ていない」「受け入れてない」「わかってくれない」状態であり、母親に対しての支配をエスカレートさせていきます。逃げないで本人と向き合ってください。

　　物を壊された時、ただ叱るのではなく、安易に代用品を買い与えるのでもなく、修理代は払うとしても自分で壊したものは自分で修理させる。そんなやりとりが必要ですよね。言いなりになってもダメ。突き放してもダメ。言い方とタイミングが重要だと学ぶ日々です。（松本さん・母・娘が過食嘔吐・診断時18歳）

「何をしたいのかわからない」と言う

本人が一歩を踏み出さない限り、何もしないまま「何をしたいのかわからない」「私に向いているものがわからない」と言っているうちは何も見つかりません。そう言いながらも本人の中ではやりたいことを大なり小なり必ず持っています。しかし、まだ無理と思っているときは何もないと言うことが多いです。

ちょっとやってみたいこと、行ってみたいところなどがあったら、とりあえずやってみることを勧めてください。目の前にあるものを掴んでやってみることです。

やってみると失敗したり、苦しくなったり、問題が出てきます。自分が前を向いて動いているからこそ出てくる問題です。

まずはやってみていろいろな体験をしていくと，気づくことがたくさん出てきます。最初はひとりでは難しいので，親が付き合うことも必要です。

本人が動かなければ新たな問題が出てくるはずもなく，心の成長はありません。停滞している状態です。

> 退院後の目標は，飼っている犬を可愛がって世話をすること，1年後の成人式で着物を着ることでした。それがクリアできると，次はバイトに行きたい，習いごとをしたい等，やりたいことが次第に広がり，少しずつ挑戦していきました。（中村さん・父・娘が拒食・診断時16歳）

家族が混乱したとき

家族の「困っていること」「心配していること」が，家族自身の問題なのか本人の問題なのかを分けて考えることが基本です。まずは問題を整理することです。本人の問題なのに，家族が「何とかしなければ，どうにかしなければ」と思うことが混乱を招きます。本人も家族も自分の問題から片づけます。

本人から言われたことの全てを家族が考える必要はありません。それは本人の問題です。家族の役割は，本人の問題を代わりに解決することではなく，問題をどう解決していくかを本人に考えさせることです。

家族が疲れていたりストレスがたまっていたりすると，イラつきや怒りも加わり，混乱して「ワーッ」とわけがわからなく

なります。その場から離れてぶらぶらしたり，人と話したり，お茶をしたりと，気分を変える行動が役に立ちます。「心配」は今以上に大きくならないように，自分で小さくする工夫を考えます。

> どうしていいかわからず症状を見ているだけの時は娘がトイレに入っていると心臓がドキドキして。吐かれるのはもちろん嫌でしたからね。今は受け入れているつもりですが，あきらめと慣れと回復への微かな希望がぐるぐる回っています。この不安からは解放されないのかな。（井上さん・母・娘が過食嘔吐・無診断・家族会参加時23歳）

> 突発的な出来事が起こるたびにいつまで続くんだろう，もう治らないんじゃないかなどと悲観的な思いがよぎります。でも，今は焦らず辛抱の時。いつかゆっくりとお茶を飲みながら「あの頃はいろいろあったよね」とおしゃべりできる日が来るように願っています。（高橋さん・母・娘が過食嘔吐・診断時19歳）

 入院中について

入院中はドクターとの決め事や病院のルールなどを守る形になります。本人は，こうして欲しい，これは嫌だ，先生に言って欲しい等々，家族にいろいろなことを言ってきます。親は本人がそう言っているからと，本人の要望や希望をドクターに伝えますが，それは本人が自分でドクターに言わなければいけないことです。家族が本人の代わりをしていては成長できません。

この病気は自分が治すものです。自分のことは自分でしていかなければいけません。言いたいことを自分で言うのは当たり前のことです。家族は本人から「代わりに言って」と頼まれたら，自分で話すように促します。自己主張の練習です。

退院後の体重について

　退院の時に，家での日常生活や体重に関してドクターと具体的な決め事をします。特に体重に関してはドクターから「〇〇kgを切ったら入院ですよ」と言われます。

　退院後，本人は徐々に体重を減らし始めますが，入院にならないギリギリのところで頑張ります。増やすことはできないのですが，ギリギリの体重を維持している努力は認めて褒める部分です。カロリーが低くても食べものの種類がひとつ増えた，一口増えたことも，本人にとっては最大限の努力をしていることなので「頑張っているね」「すごいね」という声がけが必要です。食べる不安や太る恐怖と戦っている本人の心情を理解していると，頑張っている様子や自分なりに工夫している姿が見えます。

　再入院の目安となる体重の基準値を数グラム下回った場合でも，本人の努力を認めて味方になってあげることも必要なときがあります。次回の診察日まで様子を見てからとドクターにお願いしてあげることも，本人にとっては心強い安心感を家族に持てるきっかけになります。

💬　ようやく医療につながり，入院した時の安心感は尋常ではありませんでした。でも入院中になかなか体重を増やせず，目標体重からマイナス2kgで退院。「うちに帰って来てこの後私はどうしたらいいの」と途方に暮れました。今は外来で通っていますが，求めないと血液検査もしてくれず，困惑しています。（佐藤さん・母・娘が拒食・診断時16歳）

💬　本人が経鼻栄養補給は絶対に嫌だと言い張り，それから逃れるためにエンシュアを頑張って飲んで，1週間に1kgペースで体重を増やして退院。その後，体重が減ってヒヤヒヤしましたが，「〇kgになったら入院」と主治医に言われ，本人が自ら再入院を避けるために努力して体重を徐々に増やしていきました。（伊藤さん・母・娘が拒食・診断時13歳）

💬　標準体重の40％しかないので，本人に危機感を持って欲しくてつい強く言ってしまいます。家族にとってはからだが大事だけど，本人にとっては今の体重と生活を保つことが大事なんですよね。お互いに理解できず，気持ちのすれ違いが続いていてつらいです。（松本さん・母・娘が過食嘔吐・診断時 18歳）

💬　夏の暑さが厳しくなるにつれて食事量が減っていき，とうとう1日にアイスクリーム1個だけという生活になりました。体重をどうにか落とさないためになるべくカロリーのあるアイスにしようと思い，脂肪分が多いのをいくつか選んで買っていたことを思い出します。（池田さん・母・娘が拒食・診断時15歳）

家族と同じものを好きな分だけ食べられるように大皿料理にしたり，ワンプレートで盛り付けを工夫したり，一品だけでも作るようにしました。本人は一人前の量がわからなくなっているので，レストランや定食屋で食事をすることも一人前の量を確認するのに有効でした。（山本さん・母・娘が拒食・診断時16歳）

万引きについて

　摂食障害を持つ人が万引きをするケースはとても多いです。繰り返し何回もつかまり，大きな問題となってしまいます。オーバーワークで頭の中が真っ白になっていたり，あるいは家族への当てつけであったりと，万引きには引き金があります。一度起こるとまたやるのではないかと心配し，家族がいつも疑心暗鬼で本人を見ていると，また繰り返してしまうこともあります。オーバーワークが見えたら声がけも必要です。

　万引きは摂食障害の症状でもあります。できるだけ病院につながっていることが大事です。

　捕まったときは，できるだけ親が揃って行き，その場所では本人を怒らないようにします。本人は万引きが悪いことだとわかっているので，今後どうしたらしないようにできるかを話し合って約束することは，抑止力のひとつになります。外出のときに白い手袋をする，買い物をするときはひとりでは行かない，大きな袋やバッグを持たないといった決め事も抑止力に役立ちます。

体重が増えてパニック

低体重から少しずつ体重が増えてくるとキューピーのような体形になり，お腹が出たと大騒ぎをして強い恐怖心を訴えてきます。

内臓を支えている筋肉がないため，骨のないお腹が出て見えること，お腹には骨がないため，筋肉のない内臓に物が入るとお腹が出て見えること，脂肪が筋肉に変わるまでの一時的な変化であることを家族が理解して説明ができるようにしておくのは大事なことです。

日常的な動作を繰り返しているうちに筋肉がついてバランスの良い体形になります。不安を訴えてくるたびに何回でも同じ説明をして大丈夫だと伝えてください。肌がしっとりしてきた，髪がツヤツヤになってきた等，体形以外に気づいた良い変化を教えて安心させてあげてください。

> 止まっていた生理が来たとき，気が狂ったようにカウンセラーに電話をしていました。生理が来る＝太った，と恐怖でいっぱいだったようです。大丈夫だよと何度もなだめるうちに落ち着いてきましたが，本人の不安と恐怖を打ち消してくれる専門家の存在は絶対に必要です。（山口さん・母・娘が拒食と過食嘔吐・診断時15歳）

 停滞期が続いている

第4段階になると症状は少しずつ落ちついてきますが，些細

なことでも落ち込み，食行動が大きくなることを心配して，安定ばかりに気を使っていると停滞期が長くなります。

 しかし，今は社会とのつながりを取り戻すためのリハビリ期。家族は本人が社会と接点を持つ機会をできるだけ増やして行動させてください。本人が自分で行動し，行動して変化をつける体験をさせていきます。

 本人が行動していれば，必ず問題が発生します。「どうやって立ちあがっていくか」ということを本人に経験させていかなければいけません。動いていなければ新たな問題は発生しません。経験が増えるたびにストレス対応力が育まれていきます。

 自己肯定感はまだ低く，誰かに「それでいいんだよ」と肯定してもらえないと自信が持てない時期です。本人の小さなチャレンジを応援して，たくさん褒めてあげてください。現実から逃げていないで，現実に向かっているからこそ問題が発生するのだと伝えましょう。

 問題が出てきたときに本人に考えさせて解決させず，家族が代わりに解決したり，本人の言う通りに動いてあげたりしていると，起きている問題が解決できたような気がしてしまいます。しかし，それは問題解決ではありません。本人が自ら解決しなければならないことを本人に解決・処理させていなければ，自分の問題と認識して対処する力は育ちません。本人は安定しているように見えますが，事態は改善されていないのです。

 問題を自ら解決・対処する力がついていけば，本人の長期的な安定に結びつきます。自分の問題を自分で解決する工夫を家

族も一緒に考え，手助けできることを見つけます。そこに家族のコミュニケーションが必要とされます。家族が本人の問題を代わりに解決すると，事態が落ち着いてしまいます。

問題が発生してないときは本人の中で現状をどうやって改善させていくかを考えさせましょう。小さなチャレンジを積み重ねていくことが回復へと結びつきます。

 娘の場合，「こういうことを言えるようになったんだな」「こういう風に考えられるようになったんだな」というちっちゃな出来事がどんどん積み重なって回復に至ったような気がします。何かがガラッと変わるような，ドラマチックな出来事はありませんでした。（佐々木さん・母・娘が過食嘔吐・無診断・家族会参加時21歳）

 自分の意見を少しずつ言えるようになった頃，娘が「症状がぶり返したり太ったりする不安が不思議なほどなくなった。今まで食べものに振り回されて何もできなかった分，これからいろいろやり直してみたい」と話してくれました。発症して7年後のことでした。（小林さん・母・娘が過食嘔吐・診断時22歳）

🍀 過食嘔吐の使い方の変化（第3段階後半〜第4段階）

家族から見ると，食べて吐くことを繰り返しているだけに見えるかもしれません。過食嘔吐の使い方は，段階が進んでいくと変わってきます。最初は言えない気持ちを食べものと一緒に飲み込んで，言葉で伝える代わりに全部吐き出すようなイメー

ジで，自分の生きづらさをもろにぶつける手段として過食嘔吐している様子が見受けられます。自分の生きづらさの解消方法です。

　心が成長してくると過食嘔吐が自分の背中を押すエネルギーに変わり，新しいことへのチャレンジにつながっていきます。本人が前に向かって動いているときは，思いを行動に移すための原動力として過食嘔吐を利用するようになります。行動に移す前の不安を吐き出してから，現実に立ち向かうようです。現実を見ないようにしている過食嘔吐から，現実と闘うための過食嘔吐に変化していきます。第4・5段階は現実と闘うための過食嘔吐です。

　過食嘔吐の使い方の違いを家族が理解できると，回復に向かう過程にいることがわかります。心配して次の行動を止めさせることなく，本人の気持ちに寄り添うことができます。「今はどんな風に過食嘔吐を使っているの？」と尋ねて，本人にも変化に気づかせてみてください。家族は本人を監視するのではなく観察してみると，いろいろなことが見えてきます。

> 　家族は症状があるとまだ治っていないと思ってしまうけれど，娘は「過食嘔吐できるから頑張れる，生きられる」と言います。以前と違って症状に振り回されている様子はなく，生活の一部になっているようなので，過度に心配せず，見守るようにしています。
> 　（山田さん・母・娘が過食嘔吐・診断時16歳）

ホッとカフェトーク
～本人に言われて一番つらかったこと～
【参加者】12ページ参照

佐藤さん）「生まれてこなければよかった」
一同）　　あー。
佐藤さん）「生まれてきてごめんね。お母さんの子どもが私でごめんね。私が子どもで残念だったね」って言われて。
タカさん）どう答えたの？
佐藤さん）「お母さんはあなた以外の子どもはいらないよ」って言いました。
タカさん）「お母さんなんて大嫌い」が出てきた後に「私がこんな風になってごめんね」「殺してよ」が出てくるんだよね。そのとき家族がどう言うかだよね。
高橋さん）最初は「あなたが死んじゃったら、ママも生きていけない」と言っていました。今は「それだけ一生懸命生きているからつらいんだよね」と言っていますが。
鈴木さん）「何で自殺を許さないの。私は人に『死にたい』って言われたら『いいよ』って言ってあげるのに」と言われた時は、そのとき何を言ったのかも覚えていないくらいつらい気持ちになりました。「そ

こでどうして質問しないの？」というアドバイスをいただいてからは，質問して「そうなんだ」って，本人の気持ちに寄り添うようにしています。

伊藤さん） 転院させられた直後は「死にたい」「退院したら死んでやる」と繰り返していましたが，治療が厳しかったので「死にたい」というよりは「つらい」と訴えている感じでしたね。それよりも「お母さんは赤の他人だったんだよね」と言われたことが一番ショックでした。

高橋さん） 私は「ママにあやまられたことないよね」と言われたのが一番こたえました。いつも自分を正当化していたことに気づかされましたね。今はあやまりすぎないように気をつけています。

タカさん） 本人が一番つらいんだけど，家族もつらい経験をたくさんするよね。リストカットや自殺未遂を経験する家族もいるからね。自分も，自宅の屋根裏に上がる階段で紐を首に回して首を吊ろうとしている娘を目にした時はショックだったよ。咄嗟の判断で娘を抱きかかえて「死ぬな！　絶対に死んではいけない！」と叫んだけど，ただただ，娘の体温が愛おしかった。突然いなくなった時は，警察にも連絡して，建物の上を見ながら町中を探し回って，両足のマメが潰れて悲惨だったな。あの時の恐怖や不安はとてもしんどかったよね。

第4段階
自己の拡大期

●**本人の状況**
自分の気づき／不安減少／自己行動／脳内多忙／行動可能
●**家族の状況**
（少しの）安心，希望，心配
●**家族の支援**
寄り添う――行動と感情／親子間の適度な距離感
●**家族の対応**
行動等の確認作業に付き合う／肯定感を持たせる／認知の片寄りの修正／行動を待つ

 第4段階の状況

　自己の拡大を始める時期です。いい子，いい人を演じていた部分が小さくなり，本来の自分で自己主張と自己表現ができるようになります。自分の考えを受け入れ，今やることなのか，後からにしようか，とりあえず脇に置いておこうか，これは切り捨てようかと自分で整理できることが自己の広がりです。学校やアルバイトなど，社会と再びつながりを持ち始める社会参加の時期です。対人関係で傷ついたり，イラつきや不安を抱えやすく，社会参加の場を何カ所も変えることが多いです。

　生活の幅が広がって経験値が上がるに従い，行動力とストレスの対処力が高まっていきます。まだ自分に自信を持てず，判断や決断する場面では，家族に「これでいいのか」と確認する

ことが多くなります。現実には自分で判断して決断しているので，広がりができるようなサポートや背中を押してあげるような会話が本人の自信につながっていきます。

家族の支援方法は「支える」から「寄り添う」に変わります。本人の話に耳を傾け，小さな変化を見つけて「頑張っているよね」「すごいよね」「よくやっているよ」と伝える声がけが多くなります。本人の社会参加に伴い，家族と離れている時間が増えるので，家族は緊張が薄れてホッとする時期です。一方で，本人がわざと問題を起こし，自分のことを見ているのかと家族の愛情を確かめることがあります。家族が本人の気持ちにしっかりと寄り添い，いつでも応援していることを伝えます。

心の成長が感じられるようになると，第5段階は目前です。

 バイトが続かない

バイトの面接に行くようになります。いざ採用されると不安が大きくなり，初日に行けないこともあります。バイトに行くと，仕事の内容よりも対人関係が問題になってきます。

社会では普通に言われることでも，本人にとってはとてもきつかったり，断ることができずに何でも引き受けざるをえなくなったり，大変な思いをしてすぐに辞めることを繰り返します。「なぜひとつの場所で続かないのか」「場所をいくつも変わるのか」といった正論は持たないことです。長続きしなくて当たり前です。

大変ですが,本人にとって大切な経験です。いつでも辞めてOK,バイト先を何カ所変えてもOKというスタンスで家族は見てあげてください。辞める決断をしたこと,辞めると相手に伝えられたことは褒めてください。できたことを質問にして聞いてあげてください。行った先では嫌な人もいますが,助けてくれる人も必ずいます。体験を重ねて気づくことがたくさんあります。

今は心のリハビリ中であり,お試し期間です。社会と関われない状態から一生懸命関わろうとして本人は頑張っています。その思いを応援してあげてください。

娘は学校は嫌がりましたがバイトは通えました。さまざまな経験を持つ幅広い年代の人が集まるので,いろいろな人に胸を貸してもらって学ばせてもらっています。自分が動くと人の役に立つこと,周りの人が協力してくれるのを実感して,少しずつ自信をつけているようです。(山田さん・母・娘が過食嘔吐・診断時16歳)

家族の愛情を試す

症状が落ちついてきたと思いきや,あえて食べなくなったり,過食嘔吐を派手にやってみたり,暴れたりと,家族がいやがることをわざとするときがあります。同時に「これ以上,私に関わりたくないよね」「私のこと,見捨てたんだよね」などと家族を問い詰めます。これは「回復に向かっているけれど,まだ不安だから助けてほしい。もう少し支え続けてほしい」という

サインです。

　第3段階は症状が強く，家族にも緊張がみなぎっていましたが，第4段階になると症状が落ち着き，本人と離れる時間が増えるので，家族はホッとします。一方，本人は不安を抱えたまま，家族が自分から離れるのを恐れていますから，家族が気を抜いているのがわかると巧みに問題行動を起こし，愛情を試してくるのです。

　家族は，本人が不安を訴えているサインだと理解して「大丈夫だよ，いつでも応援しているよ」と言葉で伝えましょう。本人は家族の愛情が実感できるまで何度も試し行動を繰り返してきますが，根気よく付き合い，本人を思う気持ちを伝え続ける姿勢が求められます。

> これでもかというくらい娘に振り回され，そのたびに「これ以上は無理！」と葛藤しつつも娘の手を離すことができず，夫婦で奮闘してきました。娘の中に「親はどんな自分も見捨てない」という思いが発生した時，家が安心する場所になったと本人は言っています。（山口さん・母・娘が拒食と過食嘔吐・診断時15歳）

第5段階
人生の再構築　人生のスタートライン

●**本人の状況**
自分の受け入れ／現実の大変／自己肯定／行動／自分の考えと意見で行動／病状をコントロール
●**家族の状況**
理解力のアップ／肯定的，安心，心配
●**家族の支援**
見守る――行動と身体
●**家族の対応**
行動と肯定／本人が行動できるような手助け

 第5段階の状況

　第5段階は自分で判断・行動して，人生を再構築する時期です。最後の段階だからといって，社会に出られ，認知の修正が終わり，病状がなくなるということではありません。病状がまだあっても行動の妨げにはなりません。厳しい現実と向き合い，生きていくために必要なアイデンティティを社会に揉まれながら作るスタートラインが第5段階です。

　今まで摂食障害と向き合ってきましたが，これからは現実と向き合っていきます。本人はいろいろな体験を積み重ねてきて，満足感や達成感，嬉しい気持ちや楽しい気持ち，そして少しの自信が持てるようになります。学校や社会でいろいろな人と関わることで自分の気持ちを伝える方法を学び，自分の意見を主

張したり，相手に合わせずに断れるようになってきます。多様な考えと生き方があると知り，「ま，いいか」「なんとかなってるよ」「私は私」と，ありのままの自分を受け入れている様子が見られます。現実の困難を直視して，折り合いをつけながら徐々に社会生活を営めるようになっていきます。

　症状についても自分でコントロールしてうまく付き合っていけるようになります。他者の評価に振り回されず，自己主張ができる。ストレスの対処方法を増やし，頑張りすぎず，無理しすぎない。ありのままの自分に自信を持ち，困った時は人に助けを求められる。本人は，自分ができるだけ楽な状態でいられるようにさまざまな体験を通して力をつけていく，心の成長を続けていきます。

 現実の大変さ

　摂食障害の病人と言う立ち位置は，いろいろな場面で守られることが多いです。自分自身も病気だからと逃げ込める場所でもあります。その守られる立ち位置から現実の世界に戻ると，大変なことがたくさんあります。現実の大変さは，生きづらさが大きいことを意味します。

　特に対人関係においては，いい人，ずるい人，嫌な人，上司，同僚，友人，親などとどのように付き合っていくのか，仕事面でも責任が発生する等々の現実にぶつかります。そのためにも回復に必要な心の成長と体験の肯定に焦点をあて，現実と向き

合って自分で対処することを早い段階から実行させていくのが必要とされます。

> 東日本大震災で何かが娘の心を大きく動かしたようです。映像で地元の様子を知った娘は，行動や態度が激変し，格段に落ちつきました。まだ症状はありますが，立ち直りも早く，表情や考え方は以前よりぐっと柔らかくなりました。回復の日も近いと信じています。（加藤さん・母・娘が過食嘔吐・診断時23歳）

家族の見守りかた

本人が回復して出ていく先は温室ではなく，社会と言う厳しい現実の世界です。どの段階であっても家族は本人の思いを受け入れて共感していくことを続けていきます。

現実の大変さを本人は愚痴という形で訴えてくることが多くなります。愚痴なのか，相談なのかを意識し，会話ができる環境を作っておくことが基本です。摂食障害というフィルターをはずして，実年齢にあった対応で見守っていきます。

> 今までは世間体を気にしたり，親である自分の価値観を押し付けている部分がありましたが，今は本人がこれがいいんだと思って生きてくれるのが一番ですね。夫にも「失敗したら親が引き受ければいい。年齢も年齢だし，本人に決めさせればいい」と言えるようになりました。（井上さん・母・娘が過食嘔吐・無診断・家族会参加時23歳）

子どもが良くなると空の巣症候群に陥る人がいるのは，意外と気づかれない事実かもしれませんね。回復を望んでいるのに，いざ回復すると，親の方が「自分は何なんだろう」「これからどうしよう」と思ってしまう。子どもは子ども。親は自分のこれからの生き方を考えられるといいですよね。（佐々木さん・母・娘が過食嘔吐・診断時 21 歳）

ホッとカフェトーク🍀
～わが家のターニングポイント～
【参加者】12ページ参照

鈴木さん） 本人が入院せず，旅行に行くと決めたことですね。大学見学が目的で，将来を決める重要な旅だったので。

タカさん） 本人が方向性を見出して「そのために今これをやらなきゃならない」と自分で気づけると強いよね。

高橋さん） うちはまだまだ。学校という枠を外れて二十歳をすぎると，選択の幅も広がるし，方向性を見つけるのが難しいです。

タカさん） 日常生活に広がりが出てくるといいんだけどね。親が社会とつながる機会を増やすしかないのかな。

佐藤さん） 最近私が読み聞かせのボランティアを始めたら，娘もやりたいと言い出しました。自分が行動を起こすと影響が出ることもあるんだなと思いました。

伊藤さん） 娘はもともと絵を描くのが大好きで創作に興味のある子だったのですが，優等生になったら関心を持たなくなってしまったんです。それで中学で生活が破綻した時に「今あなたに必要なのはこういうことだよ」と切り絵のキットを渡したら，作業だから心が休まるし，人に関わらなくていいし，す

ごくハマっていました。本人の資質や生き生きしている感じを大事にすることも大切ですよね。本人にも後から嬉しかったと感謝されました。

田中さん）うちは主治医の転勤がきっかけになりました。本人が後任の先生をあまりにも嫌がるので，本人の口から主治医の変更をお願いすることに決めました。受診後「別の先生を紹介してくださいって言えた？」と尋ねたら「ううん，次の予約取ってきた」ですって。娘は主治医が変わっても，自分の状況は変わらないと思ったようです。今では，あんなに嫌いだった先生の言うことも聞いていますし，負の感情も伝えているようです。

伊藤さん）うちも先生に対する不信感が強くて大嫌いと言い続けていたのですが，3カ月通って信頼関係ができてきたのか，この前「待ち遠しい」って言ったんです。きっかけはわからないんですけど娘の気持ちもいつの間にか変わっていくんだなって思って。

タカさん）子どもは絶えず成長していくものなんだよね。そして，親の背中を見て育つから，親が動くと子どもも動く。佐藤さんが読み聞かせのボランティアを始めた例がまさにそう。子どもの変化を待つだけじゃダメだよね。まずは家族が失敗を恐れずにたくさん動いて，学んで，自分自身の考えや生活の幅を広げることが大切なのかな。

第4章

リカバリー

回復とは

体重や食べものへのこだわりなどが残っていても,それらと付き合いながら本人が望む生活を現実的な範囲で送れることが回復です。他者の評価に振り回されず他人に自己主張ができ,ストレスへの対処方法が増え,自分を責める気持ちが和らぐ。漠然とした不安が和らぎ,学校や仕事などの現実的な課題に取り組めるようになる。心の成長に伴ってありのままの自分に対する自信を取り戻し,必要以上に無理をしない生き方を選べるようになる。困った時に助けを求められるようになる。「私は私」「良いことも悪いこともあるけれど,まあ良いか」と思えるようになった状態が「回復」と言えるでしょう。

摂食障害から回復する過程で本人が身につけた力は,これからの人生に大いに役立ちます。家族は,本人を見守り続けていきます。

リカバリー(私たち自身の回復のストーリー)

症状がなくなり,社会復帰することが回復と思う方がいるかもしれません。家族が考える回復のイメージとは異なっていても,本人が症状とうまく付き合い,普段通りの生活を送れているなら,それが本人にとっての回復です。

回復について考える際,症状の有無ではなく,リカバリーという概念を取り入れてみましょう。リカバリーとは,困難を経

験した人がその困難を自らの体験として「私はこのように元気になれた」「かけがえのない人生を送ることができている」と感じられるようになるプロセスを指します。つまり，持病や障害を抱えていても，自分の人生や生活に希望を取り戻し，自分の生活を維持していくための動機を見い出し，自分が周囲に貢献できる力を持っていると認識することができるのです。

　摂食障害は，本人ばかりでなく，家族全体を巻き込む病気であるため，家族も大変傷ついています。本人を支える日々の中で自身の生き方や考え方を振り返り，親子関係や夫婦関係など，家族自身が抱える問題と直面する方もいるでしょう。

　病気をきっかけに，家族全員が体験した困難と，その困難を乗り越えた体験はかけがえのないものです。家族一人ひとりが自分らしく，イキイキと生活できる状態を目指しましょう。

　摂食障害からのリカバリーとは家族全員の回復のストーリーでもあります。そして回復のストーリーは，各家庭，各個人それぞれの物語です。

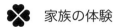 家族の体験

佐藤さん・母・娘が拒食・診断時16歳

　高校に入学して数カ月経った頃，娘はお昼を一緒に食べていたグループから孤立してしまい，給食の時間は図書室に居ると言いました。悩んだ末にお弁当を持たせましたが，ついに学校に行けなくなりました。翌年，通信制高校に入学し直しましたが，2年で不登校になりました。

　家に居て何もしないのは良くないと思い，娘を誘ってプールに通い始めたら，体重がみるみる落ちて生理もストップ。地域のカウンセラーに「摂食障害かもしれません」と言われて命の危険を感じ，病院を探し始めました。方々の病院をあたりましたが「初診は診ません」「専門外です」と言われるばかり。受診先を尋ねても「自分で探してください」と言われて途方に暮れました。娘の体重は一向に増えず，1日6時間歩くのをやめません。本人がめまいと足の震えを訴えて緊急入院した時，体重は26kgでした。

　退院してから1年。娘の通院は今も続いており，私は家族会に通い始めて4年になります。最初はタカさんの言っていることが全然理解できず，娘がパニックになると私も取り乱し，自分を責め，どうしたらよいのかと悩み続けました。でも，いつの頃からか，自分と娘の行動を分けて考えられるようになり，私が自分自身を取り戻さないと娘が自立しないと思うようになりました。「あ，こういう風にすればいいんだな」「今のは余計

なお世話だったな」と気づく瞬間が増えて，経験が蓄積されていると思います。今は困難から逃げずに立ち向かおうと固く決心しています。

田中さん・母・娘が拒食・診断時17歳
　娘は大学に入ってから過食嘔吐の症状が始まりました。チューブが放置されているのを見てもピンとこず，ぼんやりした親でした。トイレの臭いで娘が吐いていることに気づいた時も，摂食障害という病名が頭に浮かびません。ある日，娘に摂食障害関連の本を渡され，「ママも勉強してよ！」と言われました。

　本を読んでも何が起こっているのか，どうしたらいいのかまったくわかりません。「ストレスを与えてはいけない」「揉めごとを起こしてはいけない」という有名医師の言葉をところどころ取り入れて，娘が食べたいといえば急いで買い物に行き，真夜中に料理を作り，まるで奴隷です。

　医療につながったのは，娘が過食の最中に過呼吸を起こし，救急車を呼んだのがきっかけです。「これで治る！」と思いましたが，病院によって言うことが違ったり，時には医師に責められて混乱しました。ある先生に「10年かかりますよ」と言われた時は，絶望して泣きました。

　3軒目の病院で家族会の張り紙を見つけ，すがってみようと思いました。家族会に何度も通い，身近に相談できる友人がで

きるようになってから，娘の気持ちが少しずつ理解できるようになり，自分の捉え方や娘への接し方が変わってきました。

　夫の理解が得られなくて腹立たしい時もありましたが，夫が冷静で，娘に囚われすぎなかったことも大事だったのだと今は思います。

　休学していた娘は徐々に復学できるようになりました。娘を支えることができるのも，私を支えてくれる家族会の仲間がいるおかげだと実感しています。

伊藤さん・母・娘が拒食・診断時13歳
　娘は小さい頃からこだわりが強く，怖がりでした。嫌なものは徹底的に嫌がるので，思春期になったら人間関係が大変かな，と予感していましたが，面白い子だと思って楽しみながら育てていました。

　小学校の担任が厳しく，それまでは少しいい加減だった娘が，何事も完璧にやり遂げる優秀な生徒に変わりました。給食を絶対に残すなと指導され，食べることへの苦痛を訴え出したのはこの頃です。中学では自ら手を挙げて学級委員になりましたが，周りから陰口を言われて人間不信に陥りました。お腹を壊すことが多くなり，お腹を壊すのが怖いから食べられないと言いながらも学校は休みません。夏休みに27kg位まで体重が落ち，あわてて病院を探しましたが，本人は頑なに受診を拒みます。

　でも，限界を感じていたのでしょう。ある日「ドクターストッ

プを出してください。私はもう学校に行けないと言ってください」と泣き崩れて医療につながりました。そして「私，入院しようかな。病院に連れていって」とつぶやいた翌朝，本人がネットで見つけた病院に連れて行き，即入院となりました。体重は23kg で肝臓の数値が悪く，入院先でも体重が落ちてしまったので3カ月で転院。次の病院でエンシュアの本数を増やし，32kg で退院しました。

　娘が体重をキープして気持ちが明るくなり，余裕が出始めてきた頃，私は家族会につながりました。それまでは独りで闘っている気分でしたが，みなさんが温かく，親身になって声をかけてくださるのが嬉しく，今では心の居場所です。また，娘が同じ立場の方と出会えたのも励みになりました。

　娘は「自分のペースで勉強する」と言って学校と受験勉強をやめました。今はフリースクールに通学し，生活をゆるめて体重を増やそうと頑張っているところです。

高橋さん・母・娘が過食嘔吐・診断時19歳

　娘は長女と同じ進学校に入学したのですが，すぐに授業についていけなくなりました。無理をさせてはいけないと思って何度か転校させましたが，「周りのクラスメートがキラキラしている」と言い出した頃に過食嘔吐の症状が始まりました。

　3回入院しましたが，毎回脱走してしまいます。今の主治医は親の過干渉が良くないという考え方で，親は診察に同伴でき

ず，本人任せです。今はまだ症状がひどく，バイトもなかなか続きません。チューブ吐きをするので，私も行動ばかりに焦点がいってしまい，娘に巻き込まれて落ち込んでしまいます。症状がひどい時は，一緒に死のうという気持ちが強くなりました。娘を死なせることはできない。私が死んで娘をひとり残すこともできない。一緒に死ねたらいいなと思いました。

娘は自分の存在のあり方について哲学的な問いかけをしてきます。頑固な思考を解きほぐすのは難しいのですが，今ここでがっちりと娘と娘の生きづらさに向き合わなければならないと覚悟を決めました。

彼女が自分自身を認められて，いつか私と娘が同じ空を見てきれいだなと一緒に思えるように，今は娘の話を聞きながらぐちゃぐちゃの思考を整理する手助けに悪戦苦闘しています。

鈴木さん・母・娘が拒食・診断時16歳

家族会を見つけては，繰り返し足を運んでいました。どこに行っても言われることは同じで「子どもの声を聴く」。親が向き合わなきゃ，変わらなきゃ，と言われてもアドバイスを活かせず，自分の下手さが露呈して終わり。できない自分に負い目を感じて，どこも一回きりで通えなくなってしまいます。ダメなのはわかっている。でもどうしたらいいのだろう。出口がない……と悩んでいるうちにポコ・ア・ポコと出会いました。タカさんには頻繁に電話相談をさせてもらっていましたが，最初

のうちは家族会に足を運べませんでした。

　ターニングポイントは，主治医に入院を勧められた時のことです。夏休みに大学を見学するための旅行に行く計画を控えていたので，子どもは絶対に入院したくないと言う。夫は血液検査のデータを見て「この数値で入院させるの？」と言います。困惑してタカさんに相談したのがきっかけとなり，入院以外の治療方法について主治医との話し合いをしました。本人も治る努力を始め，私も家族会に出かけて先輩のお母さん方に相談するようになりました。タイミングがとてもよかったと思っています。

　本人の努力の甲斐あって旅行に行けたことが契機になり，今では「自分はあんなことしていてバカだった」「恥ずかしい」と言うようになりました。摂食障害の本も「もう必要ない」と捨て，悩みの質が変わってきたようです。タカさんと家族会のおかげで，たった半年で今のような状況に変わりました。

ホッとカフェトーク
～家族自身が変わったこと～

【参加者】12ページ参照

佐藤さん） 夫婦仲が悪くなった。

一同） （笑）

佐藤さん） 夫があまりにも協力してくれないので「私はあなたの母親じゃないから！」と言ってしまいました。娘のことにかかりきりで，夫にも不平不満が溜まっているようです。でも，家族会で摂食障害のことや本人との関わり方を学ぶうちに，娘の生きづらさは私の生きづらさでもあるなあ，と思うようになり，自分の生き方を振り返る機会が増えました。症状が和らぐにつれ，娘が変わっているように，自分も変わってきた部分がある。家族関係も夫婦関係も変わっていく途中なのかな。そう考えられる余裕が出てきました。

タカさん） 素晴らしいね。

田中さん） タカさんに「ダメな母親じゃいけないと思っていない？ ダメな母親でいいんだよ」と言われた時は，目の前の霧が晴れましたよ。

タカさん） そう。ダメなりに一生懸命やればいいの。誰も摂食障害にしようと思って育てているわけじゃないも

の。自分を責めるより，今どうするかを考えられるといいよね。

高橋さん） タカさんに「必ず良くなる」って言われて，最初に泣いた記憶があります。心が軽くなりました。

鈴木さん） 担当の先生に，「○○さんは集団行動ができないのでこのままでは人と付き合えない人になってしまう」と言われたことがずっと胸に突き刺さっていて，娘は人と関わる力がないと私自身が思いこんでいた部分がありました。でも，タカさんに「もっと普通に考えていいんじゃない」と言われて本人を見てみると，人と関わろうとして傷ついたり，それなりに関われる人もいたりして，頑張っていることに気づけた。ああ，変われるかな，と思えたことがすごくありがたかったです。

佐藤さん） 最初は「教えてください」「なんとかしてください」という受け身だったのが，今は自分から動けるようになったのが大きな変化ですね。

タカさん） 家族が明るくなって考え方に広がりが出て行動できるようになると，本人もいい方向に変わっていく例をたくさん見てきたから，家族が変わると本人も変わると自信を持って言える。そのためには家族も与えてもらうばかりではなく，家族も学んで努力して何度も失敗して，変わろうとしているところを見せるのが大事なんだと思っているよ。

あとがき

　家族会に参加している家族から「最初はタカさんの言うことがさっぱりわからなかった」という感想をよく聞きます。「でも，家族会に通い続けて本人とすったもんだしているうちに『ああ，こういうことだったんだ』って，ストンと胸に落ちるような瞬間があるのよね」と，その場になって初めて理解し，納得できるようです。

　家族会に参加し始めた頃は，家族がどんなに大変で，どんなことをしても本人の変化がないと，あきらめや怒りを訴えてくる人が多いのですが，本人のつらさや寂しさを理解していくと，けなげに頑張っている姿や今まで気づかずにきた本人の思いに触れ，対応が変化していく様子が見られます。

　今できることを考えて行動することが，摂食障害からの回復を後押しします。私たちの家族会が心がけているのは，家族の関係性を大事にし，日常生活の中で回復させることです。「あきらめない」「急がない」「焦らない」「比べない」ことです。

　この本で答えは見つからなくても，何かしらのヒントが見つかり，お子さんとのかかわりに役立つことができればと願っています。

　今後も「摂食障害家族の会 ポコ・ア・ポコ」の活動を継続し，情報発信を続けていきたいと思います。

著者

鈴木 高男（すずき たかお）

1947年生まれ。1998年，摂食障害家族の会ポコ・ア・ポコを千葉で立ち上げる。設立当初から開催している国府台病院，千葉市若葉区保健福祉センター，茶房つむぎの3カ所に加え，現在は名古屋，水戸，札幌，柏，相模原，横浜（3カ所）で家族会及び相談会を毎月1回開催している。また，他の家族会とも連携し，家族会の広がりと支援を手助けしている。2012年，第16回糸賀一雄記念賞を受賞。主な著書に『摂食障害からの回復をささえる家族のちから』（特定非営利活動法人地域精神保健福祉機構・コンボ）がある。

●摂食障害家族の会 ポコ・ア・ポコ HP　http://pokoapoko.b.la9.jp/

家族ができる摂食障害の回復支援

2018年10月11日　初版第1刷発行
2023年12月13日　初版第3刷発行

著　者　鈴木　高男
発行者　石澤　雄司
発行所　株式会社　星 和 書 店
　　　　〒168-0074　東京都杉並区上高井戸1-2-5
　　　　電話　03（3329）0031（営業部）／03（3329）0033（編集部）
　　　　FAX　03（5374）7186（営業部）／03（5374）7185（編集部）
　　　　http://www.seiwa-pb.co.jp
印刷所　中央精版印刷株式会社
製本所　中央精版印刷株式会社

Ⓒ 2018 鈴木高男／星和書店　　Printed in Japan　　ISBN978-4-7911-0990-6

・本書に掲載する著作物の複製権・翻訳権・上映権・譲渡権・公衆送信権（送信可能化権を含む）は㈱星和書店が管理する権利です。
・JCOPY 〈(社)出版者著作権管理機構 委託出版物〉
　本書の無断複製は著作権法上での例外を除き禁じられています。複製される場合は、そのつど事前に(社)出版者著作権管理機構（電話 03-5244-5088，FAX 03-5244-5089, e-mail：info@jcopy.or.jp）の許諾を得てください。

摂食障害:
見る読むクリニック
DVDとテキストでまなぶ

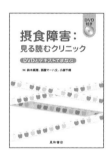

鈴木眞理,西園マーハ文,
小原千郷 著

A5判　152p（DVD付き）
定価：本体1,900円+税

さあ、診察室の扉をあけましょう。この本をひらくとき、診察室の扉をあけたかのような体験をするでしょう。本書付属の DVD を見ると、実際の診察場面がどんなものか垣間見ることができます。DVD とテキストで、摂食障害の治療内容と病気への対処法、回復への道を知れば、もう怖くありません。テキストは、ページをめくるごとに一つのテーマが学べる構成で、図やイラストでビジュアルでもわかりやすくなっています。摂食障害を知るのに最適の書と言えるでしょう。患者さんにも、家族をはじめ患者さんの身近な人にも、ぜひ読んでほしい一冊です。

発行：星和書店　http://www.seiwa-pb.co.jp

摂食障害から回復するための
８つの秘訣

回復者としての個人的な体験と
摂食障害治療専門家として学んだ効果的な方法

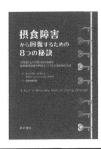

キャロリン・コスティン,
グエン・シューベルト・グラブ 著

安田（山村）真佐枝 訳

A5判　368p　定価：本体2,500円＋税

実際に摂食障害に苦しみ，そこから回復し、心理療法家となったコスティンとグラブの２人により執筆。当事者と専門家としての両方の視点から、回復への道筋をたどる秘訣を分かりやすく紹介する。

みんなで学ぶ
過食と拒食とダイエット

１０００万人の摂食障害入門

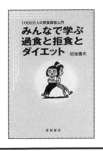

切池信夫 著

四六判　320p　定価：本体1,800円＋税

摂食障害に陥っている人だけでなく、ダイエット中の人、スポーツ選手の中で減量が必要となる人など、摂食障害に陥る危険性があると指摘されている人や周囲の人に向けて、正しい知識と対策を解説。

発行：星和書店　http://www.seiwa-pb.co.jp

摂食障害の
謎を解き明かす素敵な物語

乱れた食行動を克服するために

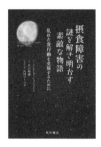

アニータ・ジョンストン 著
井口萌娜 訳
西園マーハ文〈推薦の言葉〉

四六判　356p　定価：本体1,800円＋税

物語には秘められた力があり、摂食障害を克服する示唆を与えてくれる。食や体型への執着から解放され、内なる自己の叡智に出会い、本当の自分自身を取り戻したいと願うすべて女性たちのために。

家族の力で拒食を乗り越える

神経性やせ症の家族療法ガイド

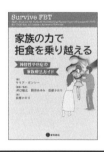

マリア・ガンシー 著
井口敏之，岡田あゆみ，
荻原かおり 監修・監訳
荻原かおり 訳

A5判　112p　定価：本体1,200円＋税

治療効果の高さが実証されている神経性やせ症のための家族療法「FBT」の実践マニュアル。治療者にとっても、治療を受ける家族にとっても、治療を成功させるために知っておくべき重要な情報が解説されている。

発行：星和書店　http://www.seiwa-pb.co.jp

過食症：
食べても食べても食べたくて

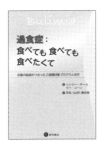

リンジー・ホール，リー・コーン 著
安田（山村）真佐枝 訳

四六判　464p　定価：本体2,300円＋税

30年以上、摂食障害に関する啓発活動に従事してきた著者が、過食をやめたい人たちに送るメッセージ。過食症についてのQ&Aや家族への助言、回復のための実践ツール、2週間プログラムを掲載。

過食症の症状コントロール
ワークブック

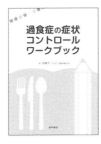

西園マーハ文 著

B5判　56p　定価：本体900円＋税

外来での過食症治療において、患者の症状を把握し、治療者が症状コントロールを援助するためのワークブック。症状モニタリングにより、患者と治療者が一緒に治療に使える鍵を見つけるための1冊。

発行：星和書店　http://www.seiwa-pb.co.jp

家族のための
摂食障害ガイドブック

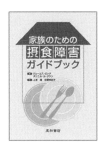

ジェームズ・ロック,
ダニエル・ル・グラン 著

上原徹, 佐藤美奈子 訳

四六判　424p　定価：本体2,500円+税

子どもが摂食障害になってしまったとき、親には何ができるのか。本書は親こそ子どもの健康回復のために力を発揮できる存在であるとして、家庭や治療の場で親にできることを詳細に解説したガイドブックである。

食も心もマインドフルに
食べ物との素敵な関係を楽しむために

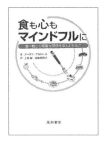

スーザン・アルバース 著

上原徹, 佐藤美奈子 訳

四六判　288p　定価：本体1,800円+税

今や体重への執着や偏った食行動が、多くの人々に健康上深刻な結果をもたらしてる。本書は、食事をコントロールするための貴重な技能を与えてくれる。「マインドフルな食」を通し、人間らしく豊かに生きるための指南書である。

発行：星和書店　http://www.seiwa-pb.co.jp

「食」にとらわれたプリンセス

摂食障害をめぐる物語

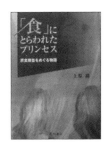

上原徹 著

四六判　176p　定価：本体1,600円+税

「現代を語る病」といわれる摂食障害。著名人の例、病の歴史・文化背景のほか、病気の解説、栄養学の知識、グループワークなど治療に役立つ情報が満載。

羽のない天使たちへ

摂食障害の病理と治療

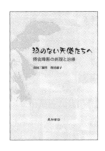

窪田三樹男，窪田庸子 著

四六判　296p　定価：本体3,600円+税

長い臨床経験をもとに、患者や家族の人格構造、患者と家族・同世代者とのそれぞれの関係から、発症の仕組みや症状の意味、治療法を細やかに深く追求する。より良い治療法を願う著者の思いが凝縮。

発行：星和書店　http://www.seiwa-pb.co.jp

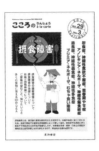

〈特集〉摂食障害

季刊 こころのりんしょう à·la·carte
29巻3号

B5判　定価：本体1,600円＋税

増加の一途をたどる摂食障害の現状と今後について、第一線で活躍中の治療者や研究者が、最新の知見を盛り込み、わかりやすく解説。拒食症・過食症の基本的理解から、診断・治療、予防活動、家族会、セルフヘルプ活動まで、医療関係者のみでなく、保健・福祉・教育関連の方々や、発症者やその家族にも役立つよう幅広い視点から取り上げた。

〈特集〉明日からできる摂食障害の診療 I, II

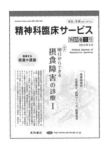

季刊 精神科臨床サービス
15巻3号, 4号

B5判　定価：本体2,200円＋税

発行：星和書店　http://www.seiwa-pb.co.jp